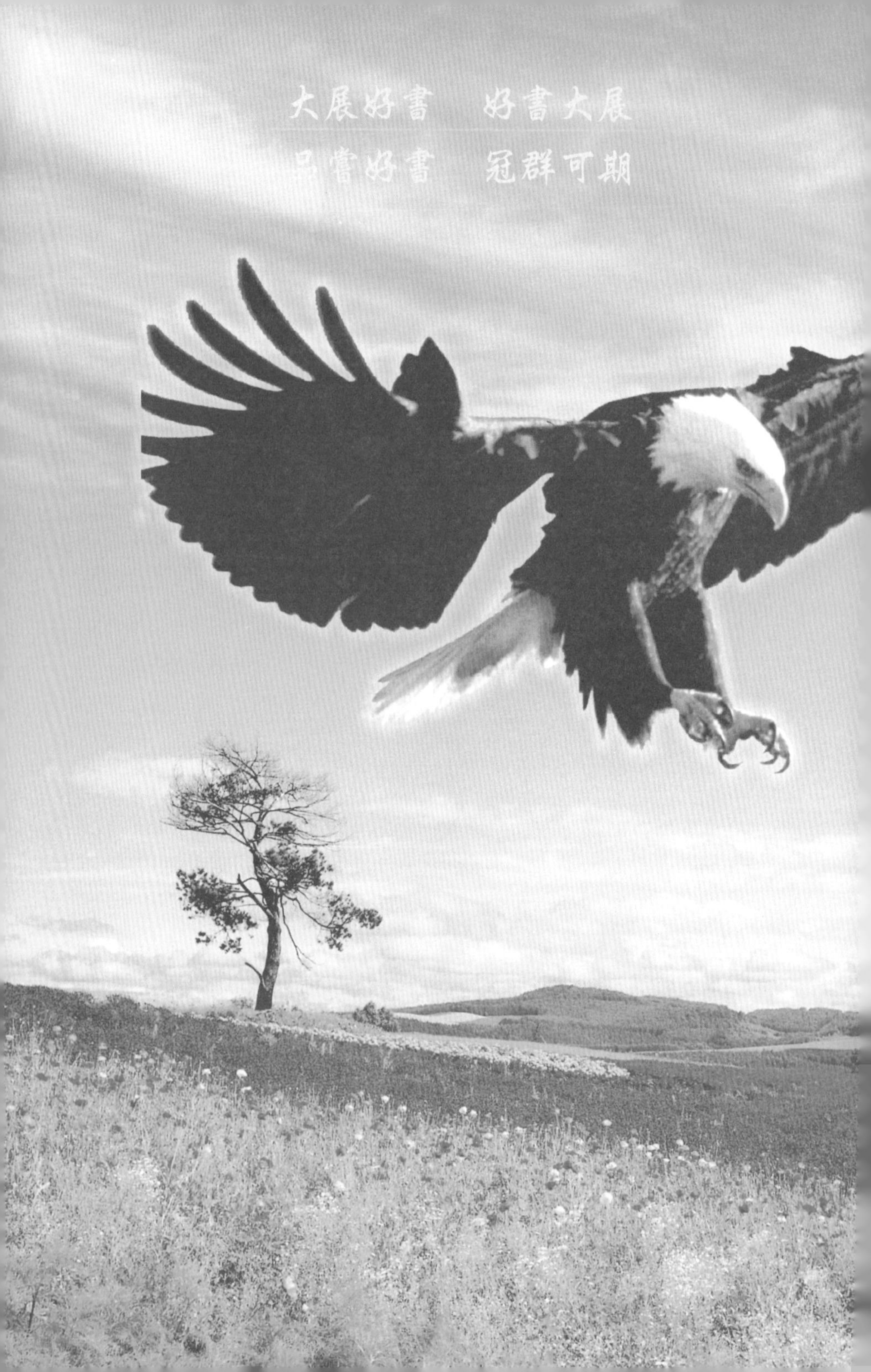
大展好書　好書大展
品嘗好書　冠群可期

大展好書　好書大展
品嘗好書　冠群可期

古代健身功法 7

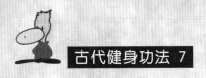

冠軍教您養生功

易筋經

董國興　甘泉　編著

大展出版社有限公司

編委會

作者簡介

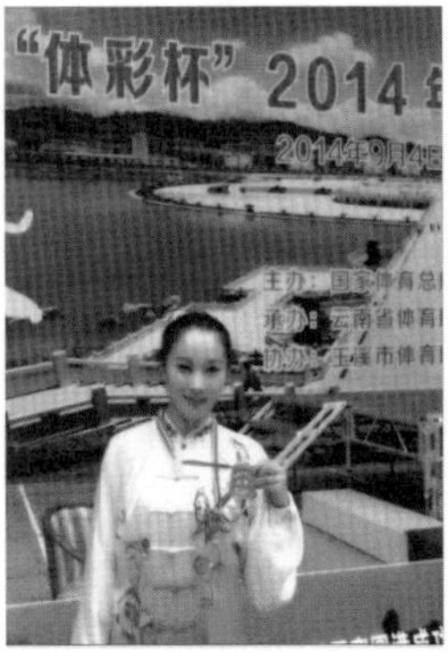

甘泉　女，河南信陽人。國家級運動健將；中華人民共和國國家級社會體育指導員，全國援外教練員；三武挖整健身氣功組技術總指導，火烈鳥武術圖書企畫室副主任。

甘泉自幼習武，12歲即進入河南省武術隊；2007年，被選進鄭大體院健身氣功集訓隊，專修健身氣功競賽功法。經過苦練，她多次在大賽上獲得冠軍，成績斐然。

2010年，甘泉在全國健身氣功交流大賽中，榮獲易筋經項目冠軍；同年3月，她受邀出訪巴西、哥斯大黎加、多明尼加等國進行表演和交流。

2011年，榮獲全國健身氣功競賽八段錦項目第一名、商丘市「木蘭杯」健身運動表演賽五禽戲項目優勝獎。

2012年，榮獲全國健身運動會五禽戲項目一等獎；榮獲「信陽毛尖杯」健身運動表演賽十二段錦項目一等獎，並被授予站功十二段錦「創新鼓勵獎」和「信陽市精神文明運動獎」。

2013年，受邀參加河南代表隊並表演「直通春晚·太極梅花樁」節目，獲得盛讚。

2014年9月，榮獲「體彩杯」全國健身氣功表演賽金牌。

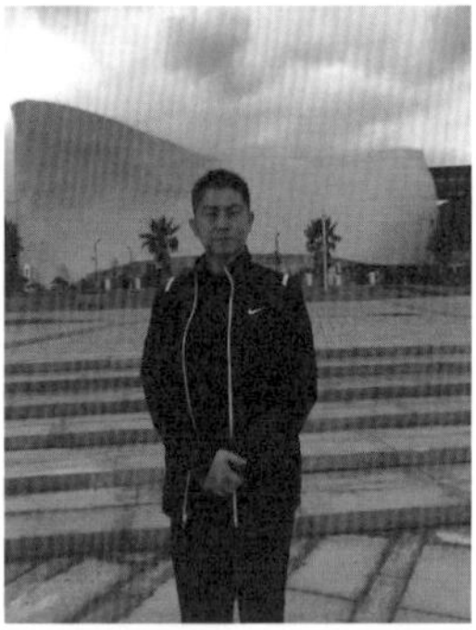

董國興 男，漢族，河南淮陽人。中共黨員，體育教育學碩士，副教授；國家級武術健將，中國武術六段；河南省太極拳隊主教練，鄭州大學體育學院健身氣功集訓隊主教練。

董教練在執教期間，帶出不少競賽精英，如甘泉、馬建超、張振興等，這些隊員在全國健身氣功交流賽、全國武術套路錦標賽、全國武術套路冠軍賽、全國太極拳錦標賽、全國青少年武術套路錦標賽等眾多重大武術比賽中，共獲得58個冠軍、26個亞軍、32個季軍，成績優異，為中華武術的發展和健身運動的普及推廣做出了貢獻。

內容簡介

易筋經是我國非常優秀的古傳養生術，透過長期習練，這種能夠改變筋骨的方法，可以增強內力、激發自身潛能，從而達到強身健體、防治疾病、延年益壽的效果。易筋經是國家正在大力推廣的「健身氣功」運動項目之一。

對於易筋經創自何人、始自何時，歷來眾說紛紜，至今尚無定論。從現有文獻看，大多認為易筋經傳自達摩，源出少林；先由僧侶秘傳，後漸流向民間。達摩，禪宗初祖，原為南天竺國（南印度）人，於西元526年（南北朝時期）來到中國，並最終來到河南嵩山少林寺。

《少林易筋經》解釋說：「易者，換也；筋者，筋脈也。易筋者，比喻之辭也，蓋言去其原來羸弱無用之筋，而易以堅強有用之筋也，亦即言練習此功之後，可以變易其筋骨，而使堅強有用也。」

本功繼承了傳統十二勢易筋經的精要，吸收了諸多易筋經練法精華，推陳出新，動作規範，架勢美觀，簡潔易練，在全國已漸成普及之勢！

【本功特點】

1. 動作舒展，伸筋拔骨。

2. 柔和勻稱，協調美觀。

3. 旋轉屈伸，變化靈便。

【本功要點】

1. 精神放鬆，形意合一。

2. 呼吸自然，貫穿始終。

3. 剛柔相濟，虛實相兼。

4 .配合發聲，循序漸進。

目錄

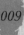

一 韋馱一獻杵

【歌訣】

立身期正直，環拱手當胸。

氣定神皆斂，心澄貌亦恭。

【練法】

1. 正身站立，兩腳併攏。兩掌自然垂於體側。下頦微收，百會穴與會陰穴在一垂直線上。全身放鬆，呼吸自然。二目平視前方。（圖1-1）

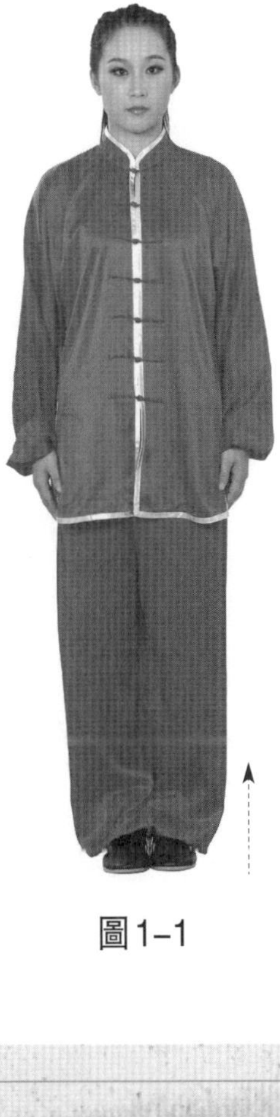

圖1-1

2. 重心移於右腳。同時，左腿屈膝懸起腳跟，腳尖點地。（圖1–2）

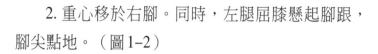

3. 接著，左腳向左側開半步，兩腳平行，約與肩同寬，正身成開立勢。（圖1–3）

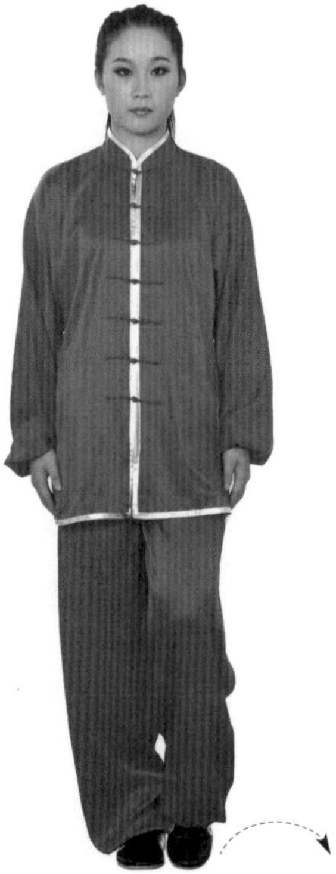

圖1–2

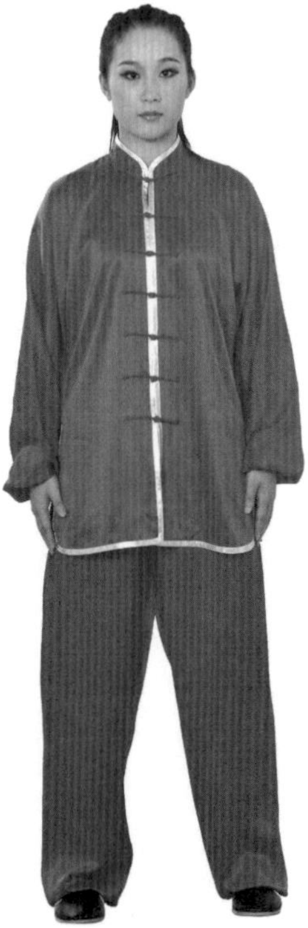

圖1–3

4. 兩臂由體側向前緩緩抬起；至與肩平時，掌心相對，掌尖向前，虎口向上。（圖1–4、圖1–4附）

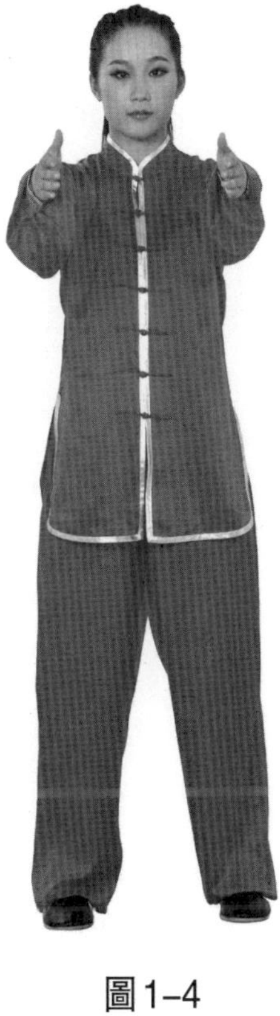

圖1–4

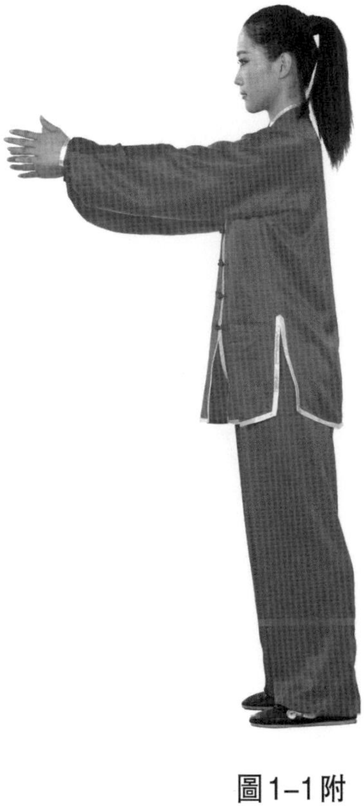

圖1–1附

5. 兩臂緩緩屈肘內收，兩掌合十於胸前，掌尖向斜前上方約30°，掌根與胸前膻中穴平。目視前方。（圖1–5、圖1–5附）

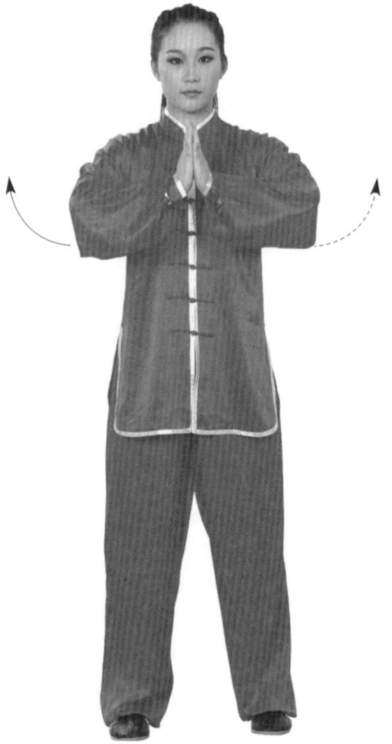
圖1–5

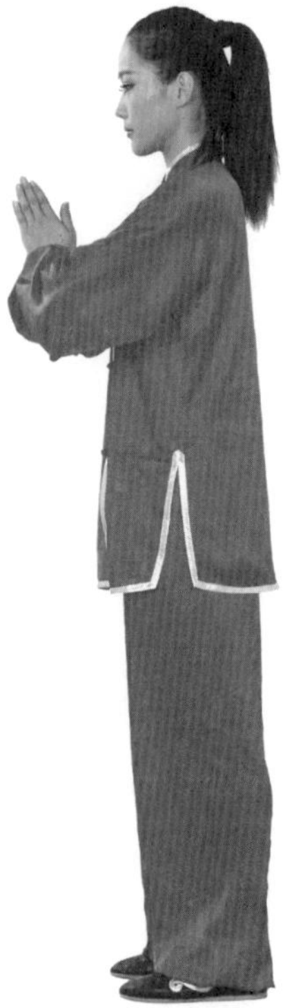
圖1–5附

【要點】

1. 首先要頭領、身鬆：頭領，即用頭領周身，站時，意念不用身體各部位的支撐力支撐周身，而是用頭之領勁把全身領起，領勁要達足跟，整個身體彷彿吊起來一樣；身鬆，即身體要放鬆，自然下墜，不用支撐力，只有放鬆得好，頭領之勁才能到達足跟。頭領時膈肌最容易緊張，放鬆心口窩使膈肌放鬆，周身也容易放鬆，重心自然下降。

總之，頭領使精神提起，身體重心下墜，而這一上一下的對立統一，使經筋處於激發狀態，加強經脈通導性。

2. 整個手臂運動應該是以肩帶臂，當兩臂自體側向前抬至平舉時，兩肩胛骨先向中間脊柱處內收，然後再隨腰同時下沉，此時兩肩關節便出現向後、下方運動。

當兩肩的肩胛骨向後、下方運動時，兩手拇指便順勢微微立起，帶動兩臂緩緩向上抬起，從而完成兩臂向前平舉、掌心相對的動作。

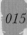

【手形】

1. 握固。（圖1–6）

2. 柳葉掌。（圖1–7）

3. 荷葉掌。（圖1–8）

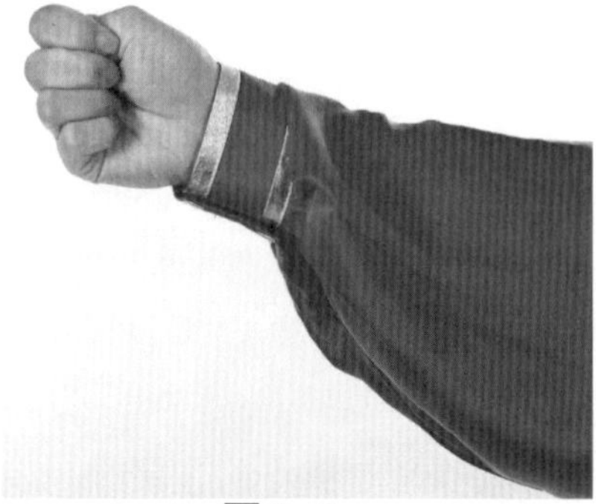

圖1–6

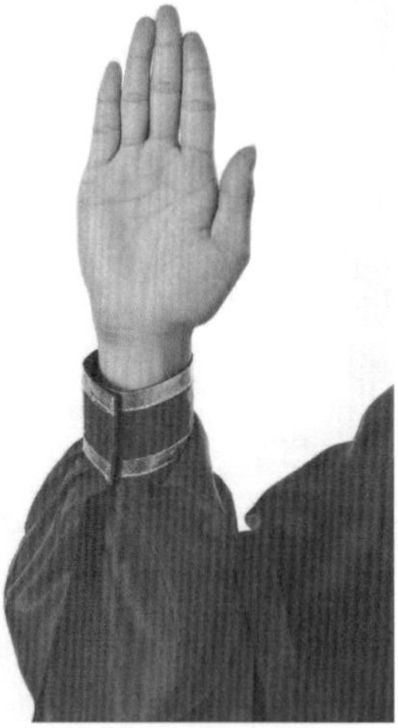

圖1–7

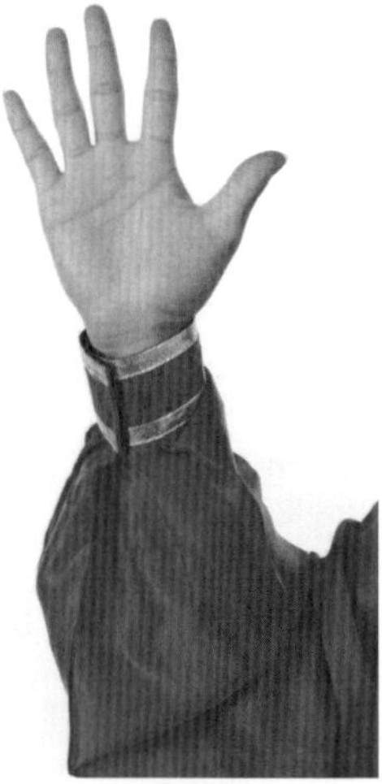

圖1–8

4. 龍爪。（圖1–9）

5. 虎爪。（圖1–10）

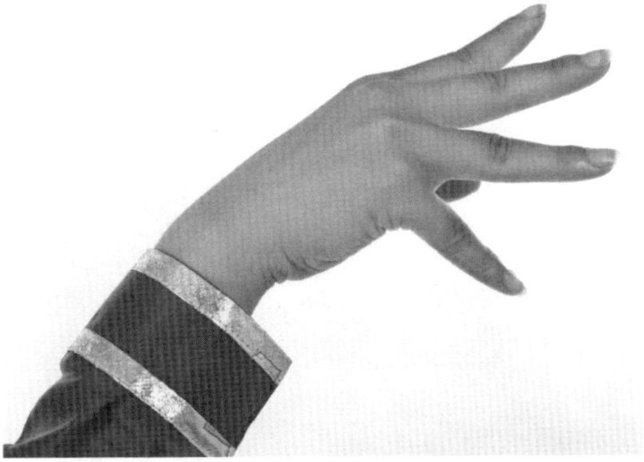

圖1–9

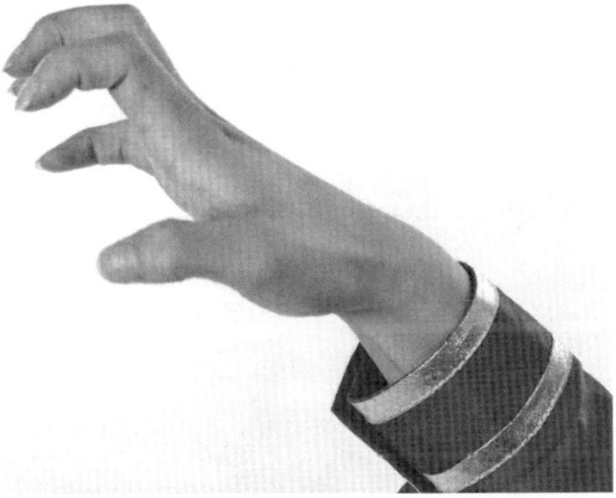

圖1–10

【步形】

1. 弓步。（圖1–11）

2. 馬步。（圖1–12）

3. 丁步。（圖1–13）

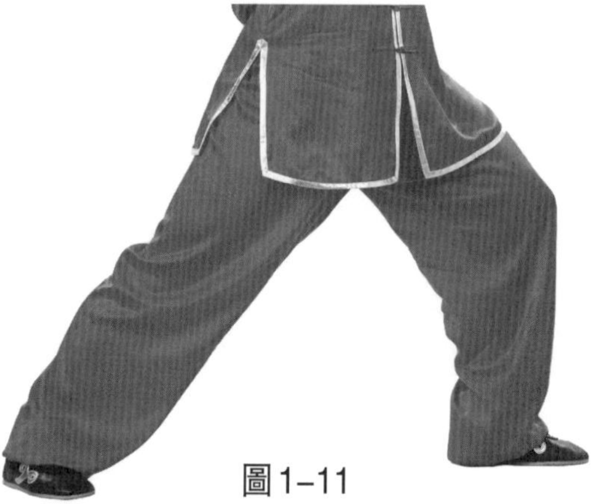

圖1–11

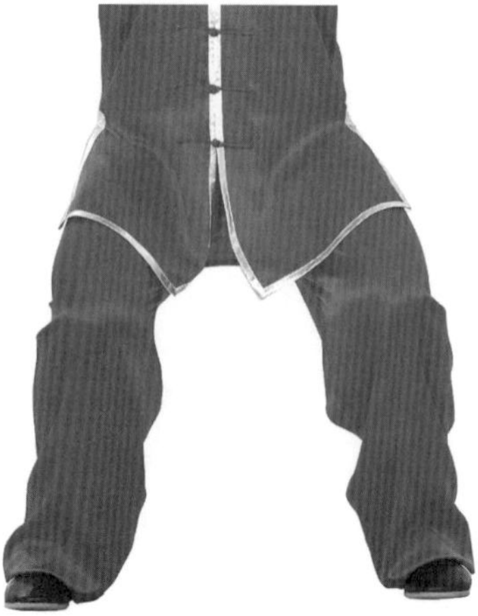

圖1–12

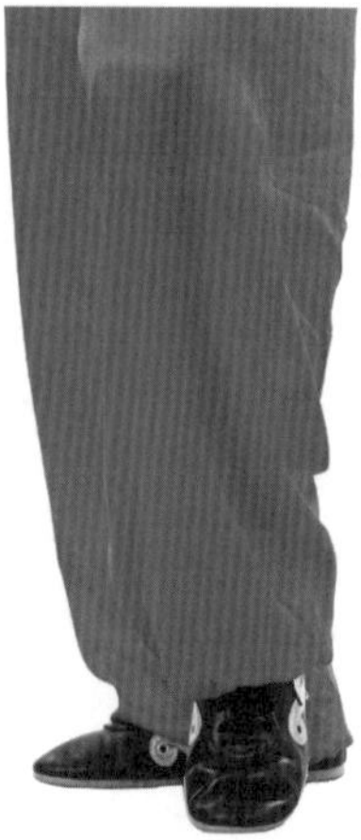

圖1–13

二 韋馱二獻杵

【歌訣】

足趾拄地，兩手平開。

心平氣靜，目瞪口呆。

【練法】

1. 腳掌踏實。兩膝微鬆，兩肘緩緩向左右抬起，兩掌根緩緩分開。（圖2-1）

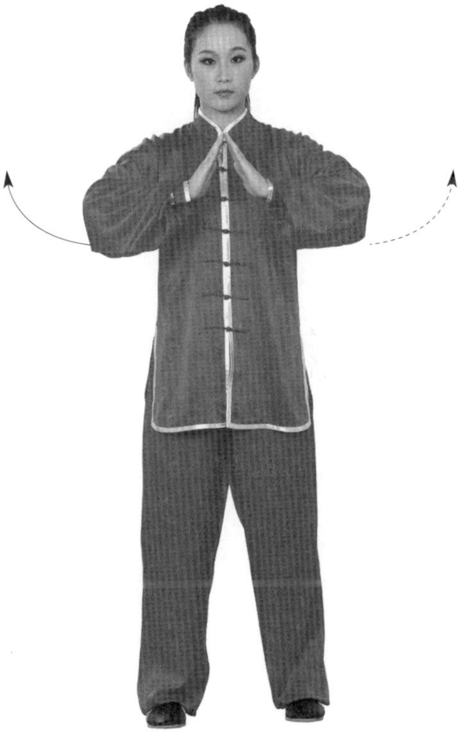

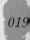

圖2-1

2. 兩肘臂抬至與肩成水平，兩掌伸平，掌尖相對，掌心向下。（圖2–2、圖2–2附）

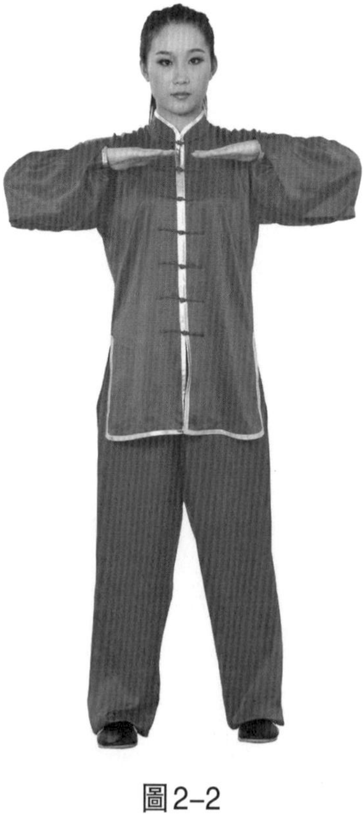

圖2–2

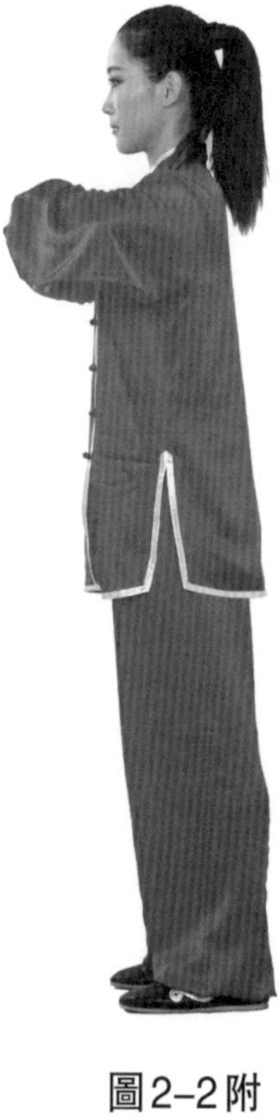

圖2–2附

3. 兩掌尖向前，掌心向下，直臂向前伸展；至臂直，兩掌、臂與肩同寬。（圖2–3、圖2–3附）

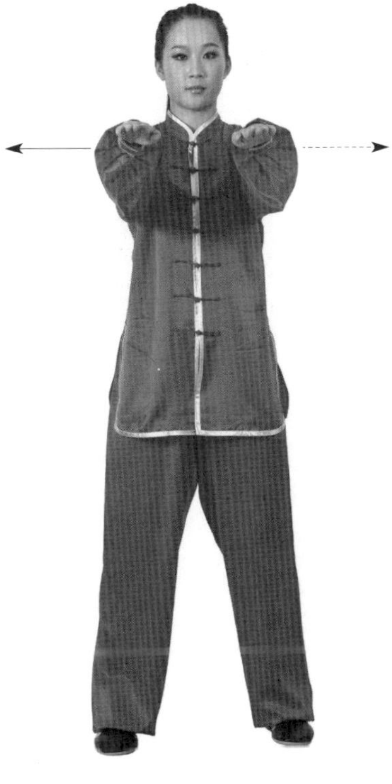

圖2–3

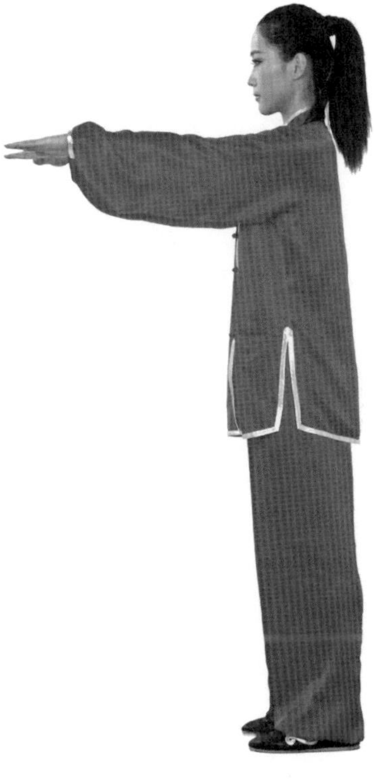

圖2–3附

4. 兩掌向左右分開至側平舉，掌心向下，掌尖向外。（圖2–4）

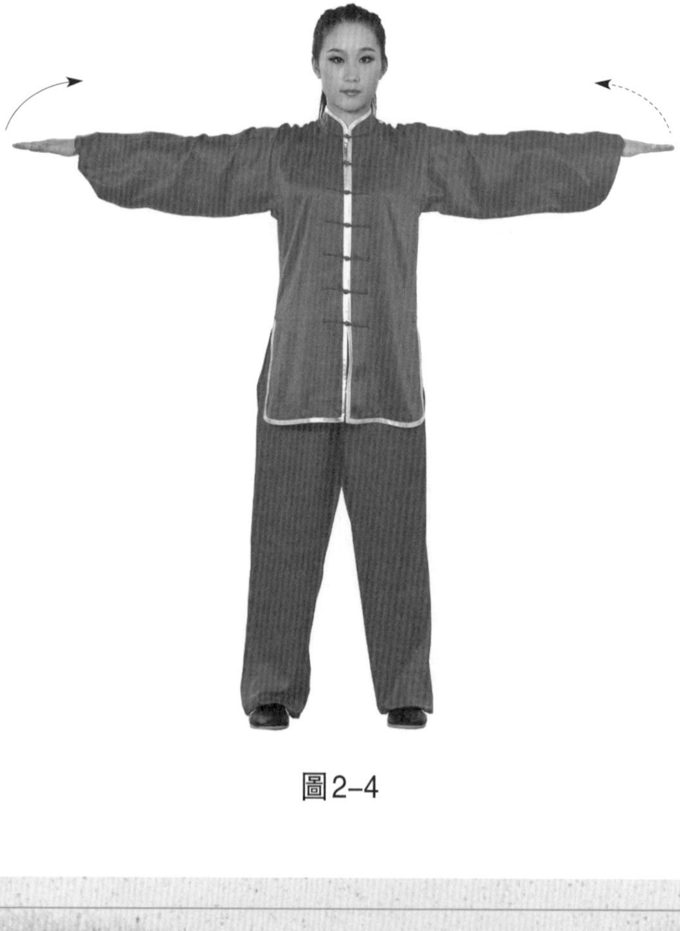

圖2–4

5. 兩臂平展不變，十指自然併攏，坐腕立掌，掌尖向上，掌心向外。目視前方。（圖2–5）

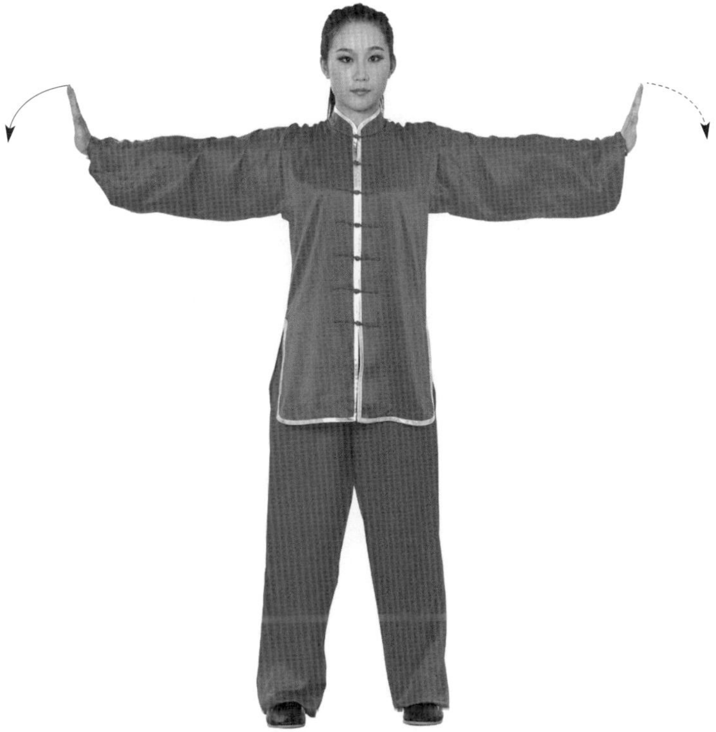

圖2–5

【要點】

1. 吸氣時，胸部擴張，臂向後挺。呼氣時，掌尖內翹，掌根外撐。

2. 要注意不能簡單地把該勢動作視為兩掌用力外撐，同時還要十趾抓地，兩肩用力，使兩肩關節主動地用力外伸，而肩關節的關鍵是兩肩胛骨的主動外展，由此將下肢十趾抓地之力貫穿於兩手掌根。唯有如此，整個上肢的各關節才能得到充分伸展，達到抻筋拔骨的效果。

三 韋馱三獻杵

【歌訣】

掌托天門目上觀，足尖著地立身端。

力周髖脅渾如植，咬緊牙關不放寬。

舌可生津將齶抵，鼻能調息覺心安。

兩拳緩緩收回處，用力還將挾重看。

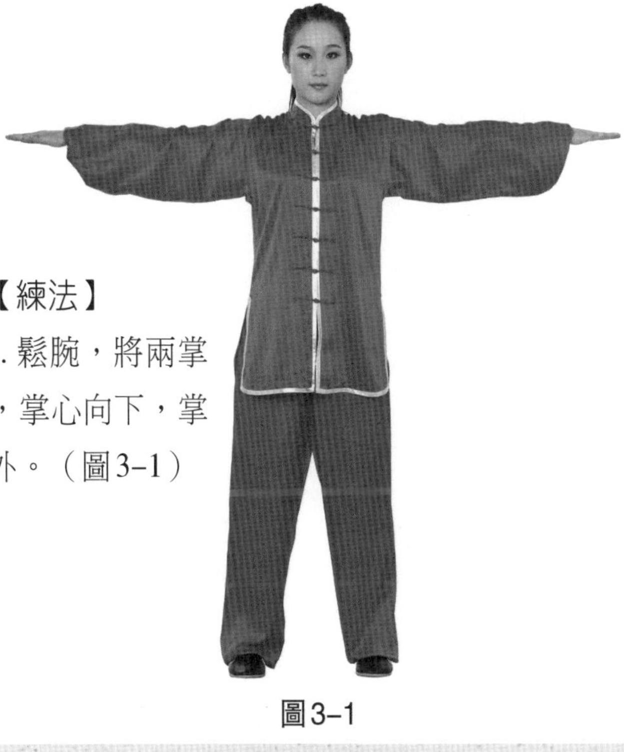

【練法】

1. 鬆腕，將兩掌放平，掌心向下，掌尖向外。（圖3-1）

圖3-1

2. 兩臂向前平舉、弧形內收；至胸前平屈，掌心向下，掌尖相對，掌與胸相距約一拳。目視前方。（圖3-2、圖3-2附）

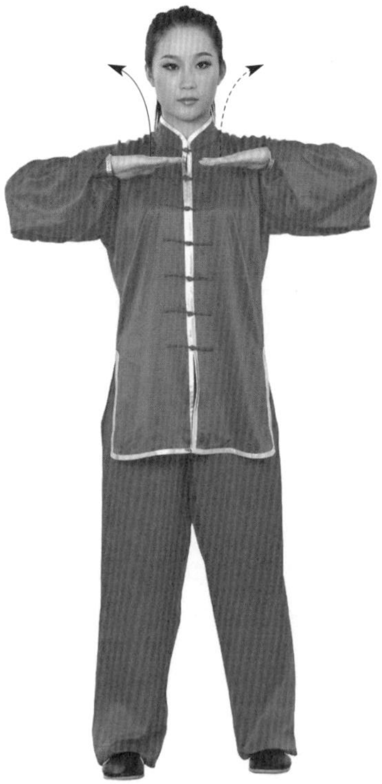

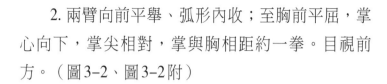

圖3-2

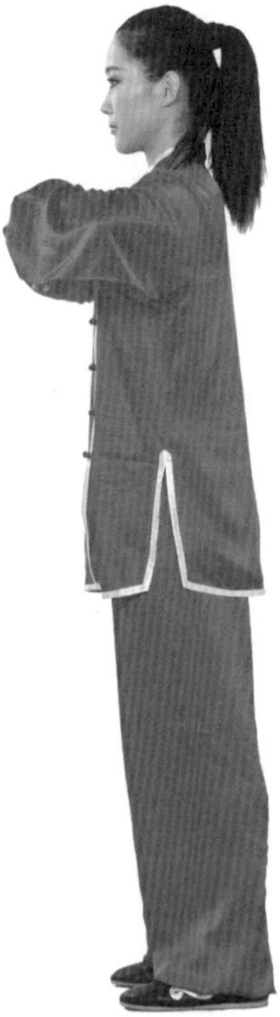

圖3-2附

3. 兩掌同時內旋，至頸側翻掌；翻掌至耳垂下，掌心向上，掌尖向後，虎口相對，兩肘外展，約與肩平。（圖3–3）

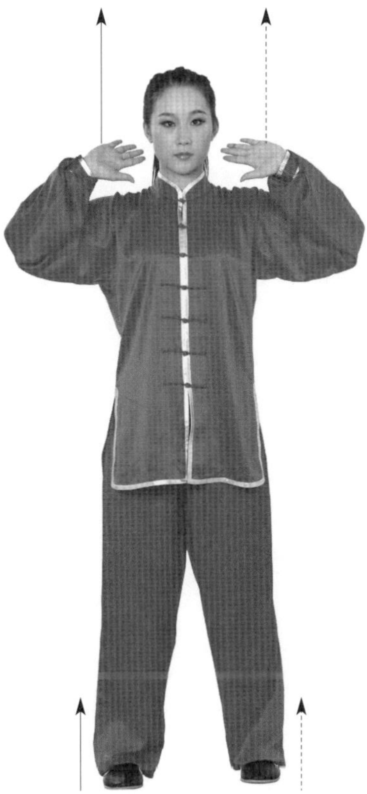

圖3–3

4. 身體重心前移，前腳掌支撐，腳跟提懸。同時，兩掌上托至頭頂，掌心向上，掌尖向後。展肩伸肘，微收下頜，舌抵上齶，咬緊牙關。（圖3–4、圖3–4附）

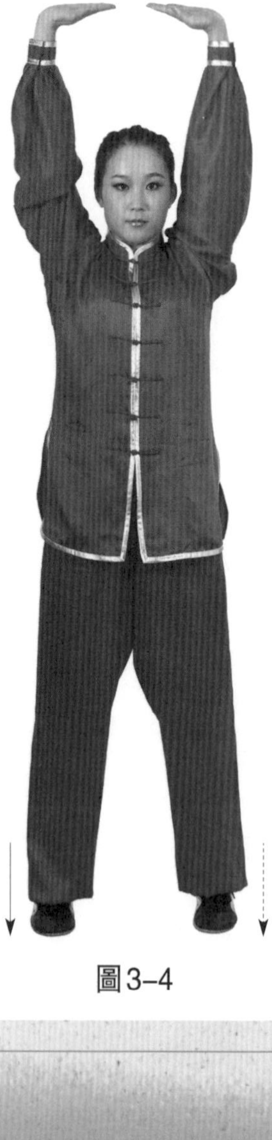

圖3–4

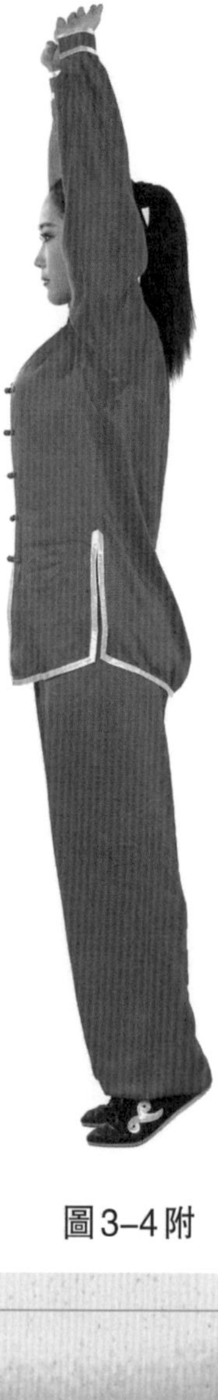

圖3–4附

【要點】

1. 要求微收下頜，其目的是為了使頸部中正，避免出現抬頭、仰頭動作所導致的頸椎彎曲。由於頸椎彎曲會影響任、督二脈的暢通，進而影響脊柱正常活動，所以，在兩掌上托至頭頂時，為了保證頭、頸部位的中正，下頜要做到微微內收，不宜出現前伸或上抬動作。

2. 兩掌上托時，前腳掌支撐，力達四肢，下沉上托，脊柱豎直，同時身體重心稍前移。年老或體弱者可自行調整提踵的高度。

3. 兩掌上托時，強調的是意注兩掌，而不是目視兩掌。自然呼吸。

四 摘星換斗

【歌訣】

隻手擎天掌覆頭，
更從掌內注雙眸。
鼻端吸氣頻調息，
用力收回左右侔。

【練法】

1. 兩掌屈指握拳，拳眼向前。目視前方。（圖4-1）

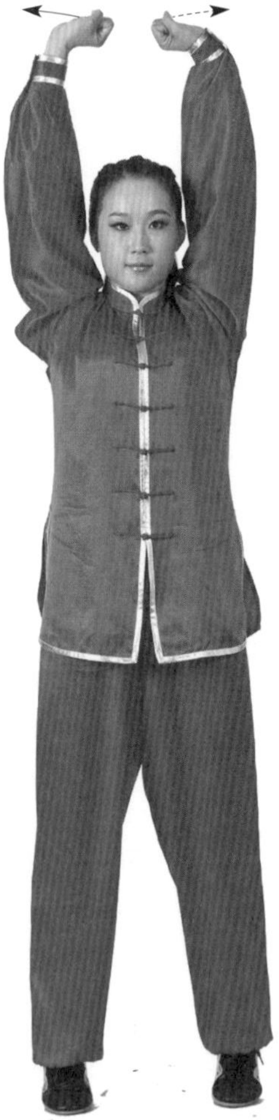

圖4-1

2. 兩臂緩緩下落，兩拳緩緩伸開變掌，掌心斜向下，掌尖向外。同時，兩腳跟緩緩落地，全身放鬆。目視前方。（圖4-2～圖4-4）

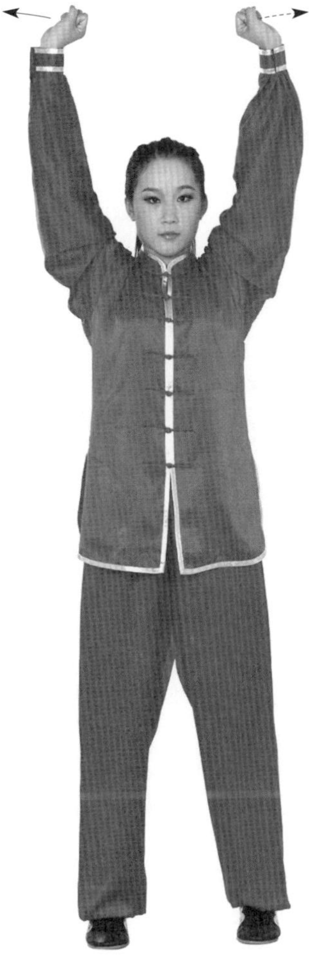

圖4-2

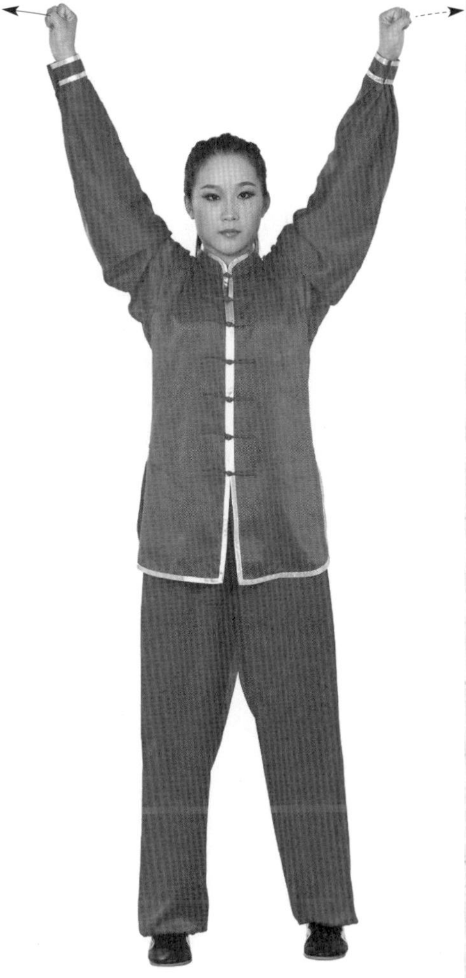

圖4-3

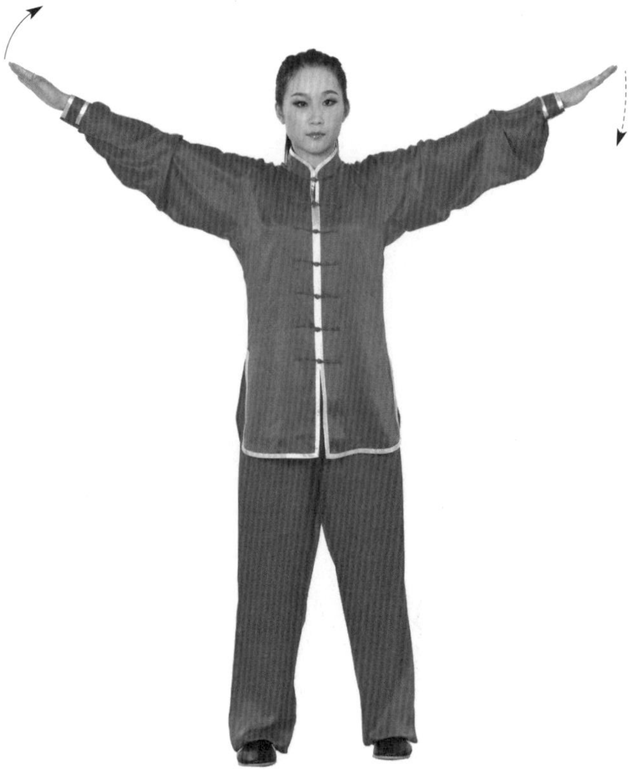

圖4–4

3. 兩膝微微下屈。同時，右臂上舉，右掌經體前下擺至左髖關節外側，右掌自然張開，掌尖向下，掌心向左後；左臂經體側下擺至體後，左掌背輕貼命門（後腰部脊柱中間，即肚臍的對面），掌尖斜向下。目視右掌。（圖4–5～圖4–7）

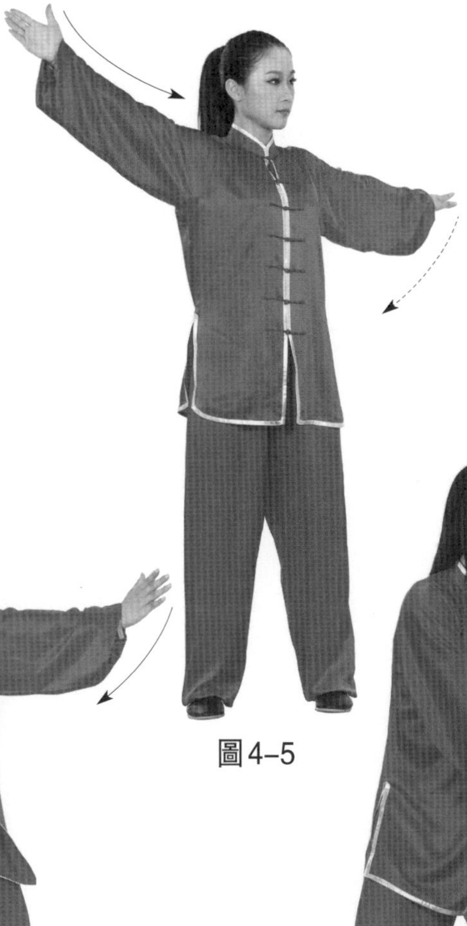

圖4-5

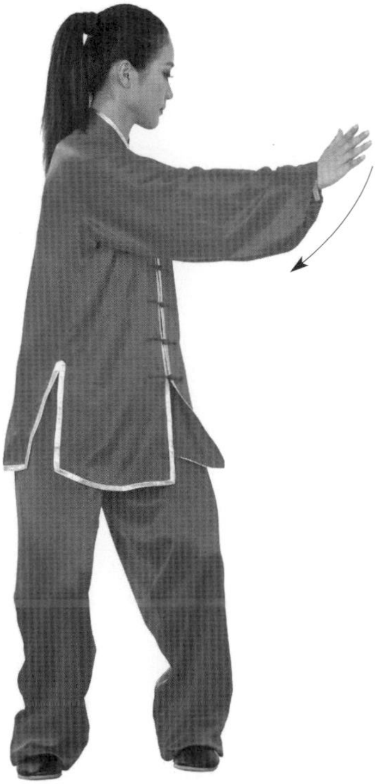

圖4-6

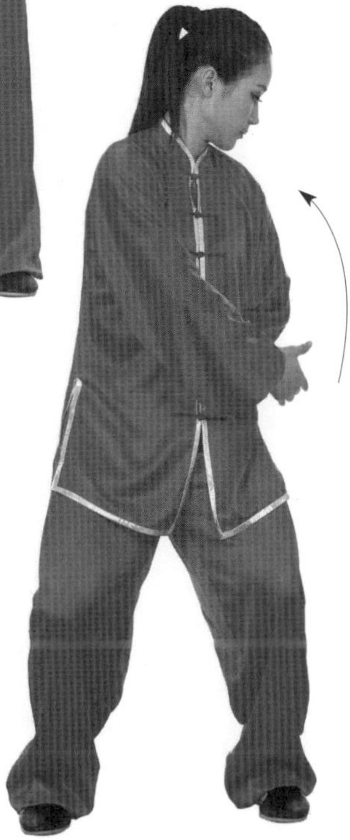

圖4-7

4. 兩膝緩緩直立，身體轉正。同時，右掌自左體側上提，經前向額上擺至頭頂右上方，鬆腕，肘微屈，掌心向下，掌尖向左，中指尖垂直於肩髃穴

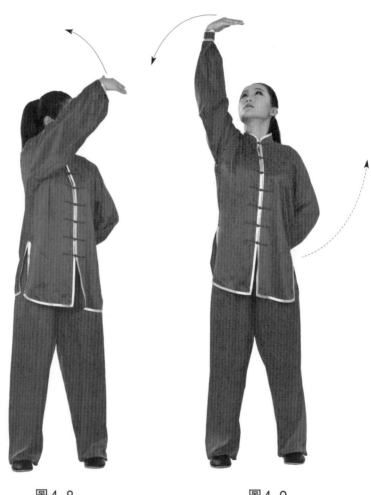

圖4-8

圖4-9

（注：肩髃穴，在臂上端，位於肩胛骨峰與肱骨大結節之間的凹陷處）；左掌背輕貼命門，意注命門。右臂上擺時眼隨手走，定勢後目視掌心。（圖4–8、圖4–9）

5. 靜立片刻。然後，兩臂向體側自然伸展；至兩臂平肩，掌心向下。（圖4–10）

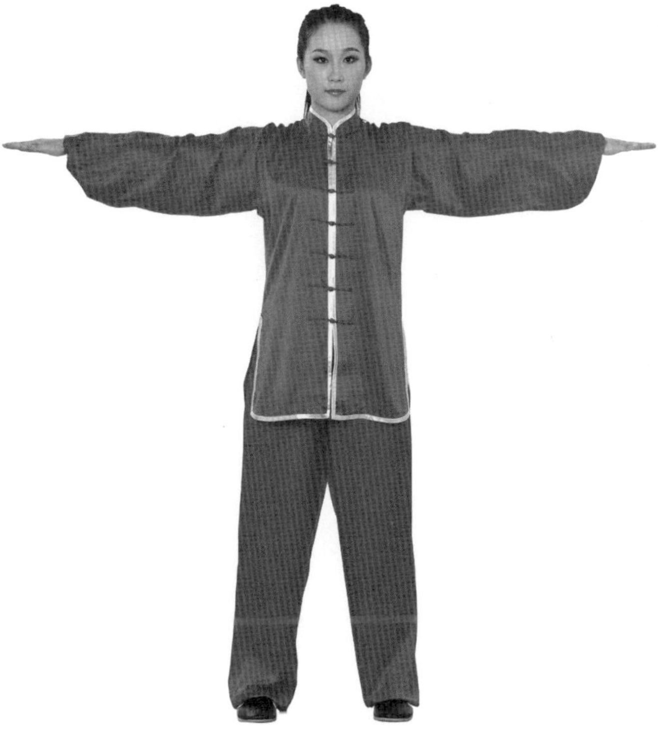

圖4–10

6. 接著做右摘星換斗勢，與左摘星換斗勢動作相同，唯方向相反。（圖4–11～圖4–15）

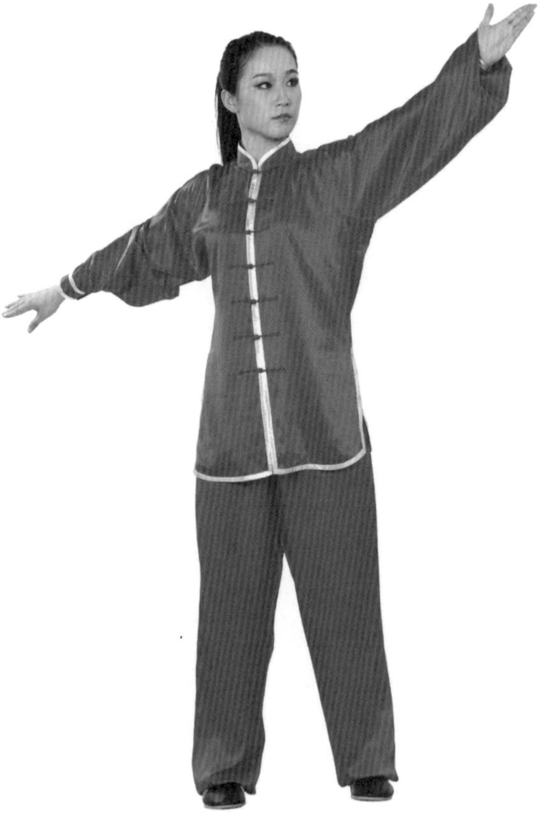

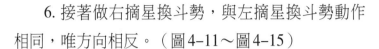

圖4–11

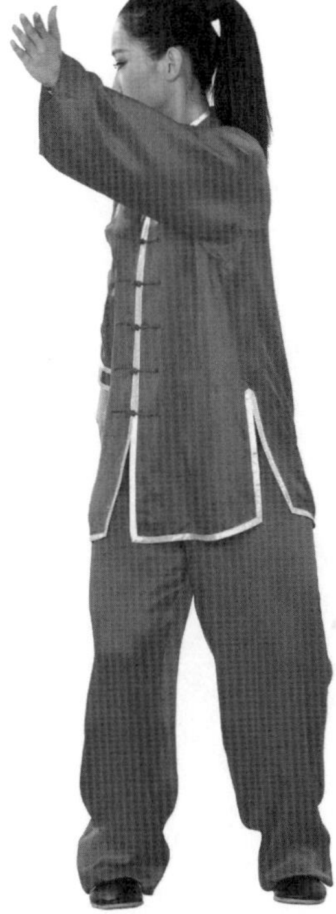

圖4-12

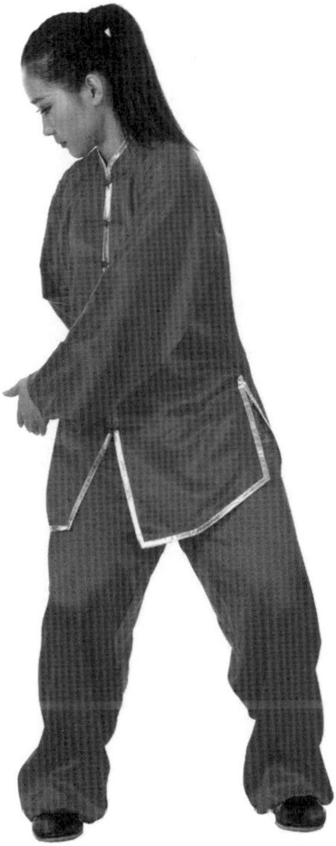

圖4-13

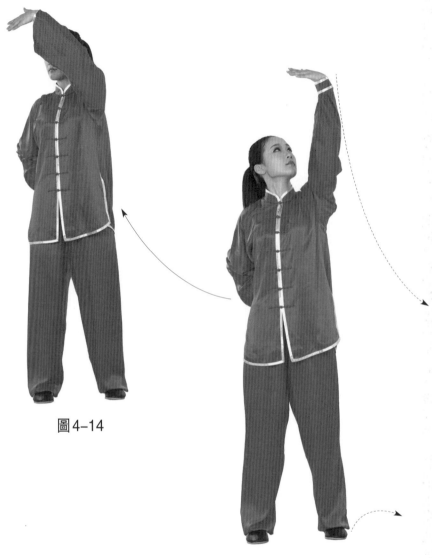

圖4-14

圖4-15

【要點】

1. 轉身以腰帶肩，以肩帶臂。頸、肩病患者，動作幅度的大小可靈活掌握。

2. 目上視掌心時，注意鬆腰、收腹，左右臂動作要協調，自然放鬆。上體左右旋轉時，兩腿直立不動，臂後屈手宜拄腰腎，其手背貼附之力，須與上舉之臂相應，自然呼吸。

3. 此勢中的「目視掌心、意注命門」的要求似乎是要練習者一心兩用，然而並非如此。在動作中，兩眼目視手掌心時只要做到視而不見、看而無心即可。而在意注命門處時，不要出現心散意亂，或強烈地意守該處，而是要輕輕用意，似有似無。

五 倒拽九牛毛

【歌訣】

兩髖後伸前屈，小腹運氣空鬆。

用力在於兩膀，觀拳須注雙瞳。

【練法】

1. 雙膝微屈，身體重心右移，左腳向左側後方約45°撤步，成弓步。同時，左手內旋，向前、向下畫弧後伸，高與腰平，掌尖向後，掌心向上；右手向前上方畫弧，高與肩平，掌尖向外，掌心向上。（圖5–1）

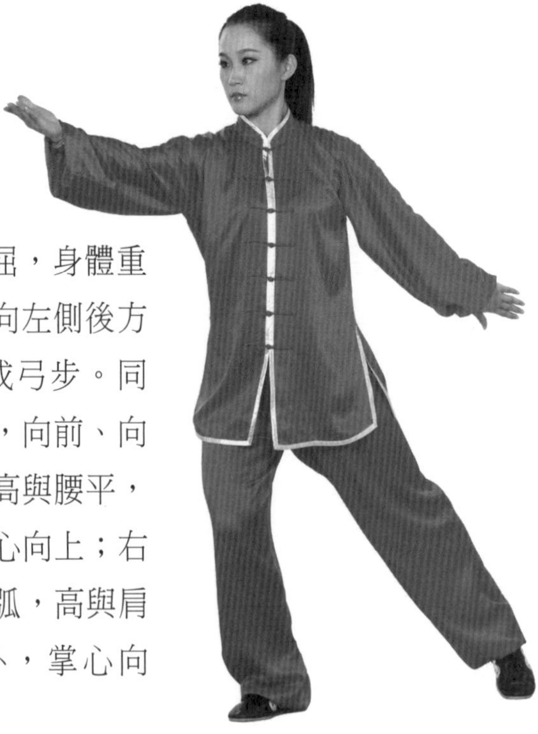

圖5–1

2. 接著，兩掌同時從小指到拇指逐個曲捲於掌心中相握成拳，拳心向上。目視右拳。（圖5–2、圖5–2附）

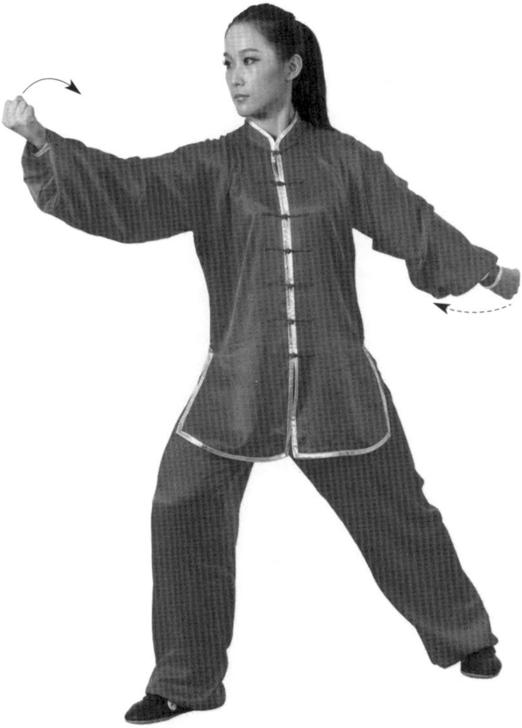
圖5–2

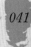

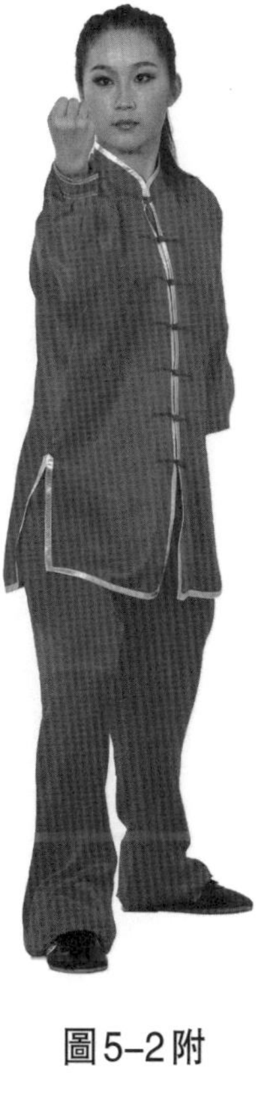
圖5–2附

3. 身體重心後移，左膝微屈。腰稍右轉，以腰帶肩，以肩帶臂，右臂外旋，左臂內旋，屈肘內收。目視右拳。（圖5-3、圖5-3附）

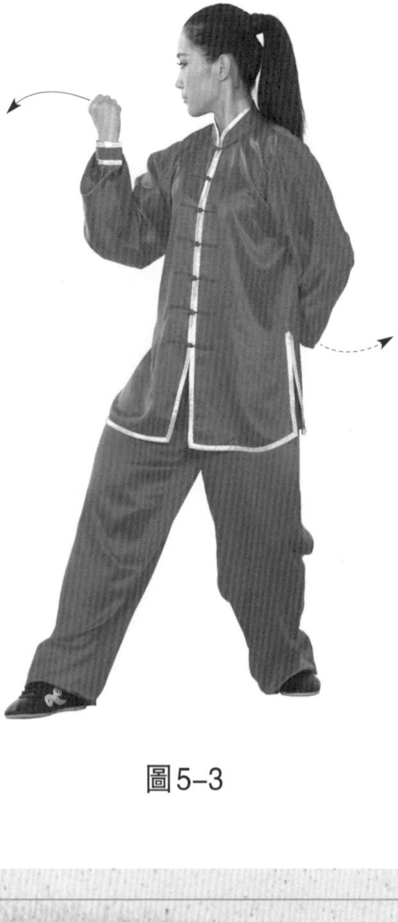

圖5-3

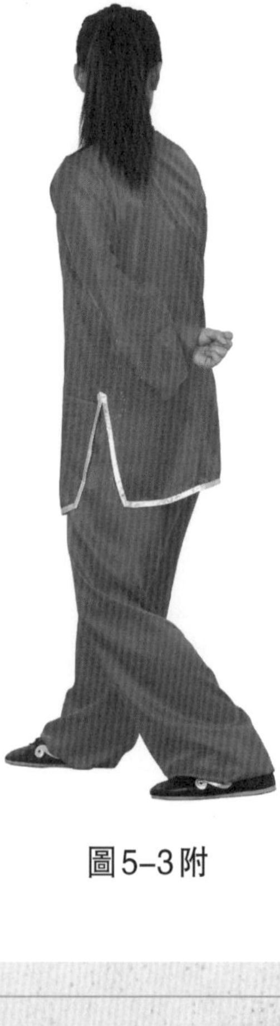

圖5-3附

4. 身體重心前移，屈膝成右弓步。腰稍左轉，以腰帶肩，以肩帶臂，兩臂放鬆前後伸展。目視右拳。（圖5-4、圖5-4附）

5. 重複上述動作2遍。

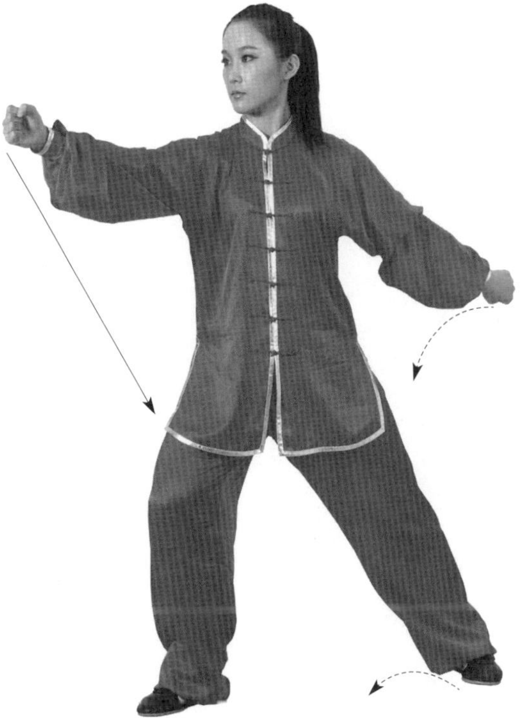

圖5-4

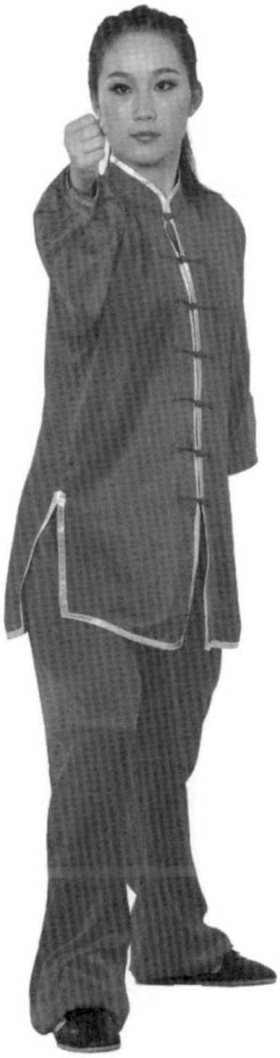

圖5-4附

6. 身體重心前移至右腳，左腳收回，右腳尖轉正，正身開步站立。同時，兩掌自然垂於體側。目視前方。（圖5–5）

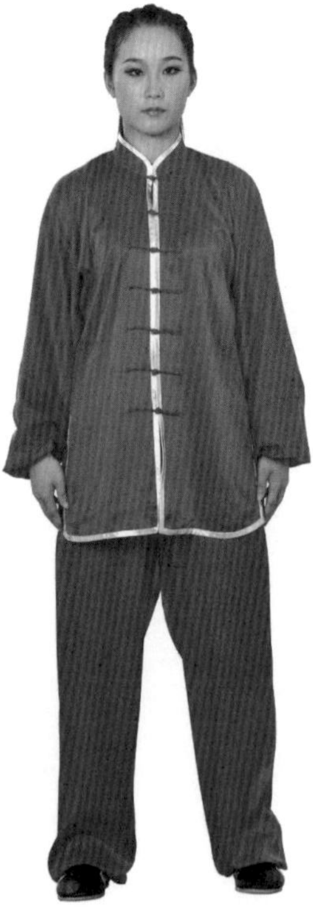

圖5–5

7. 接著，做左倒拽九牛尾勢，與右倒拽九牛尾勢動作、次數相同，唯方向相反。（圖5-6～圖5-9）

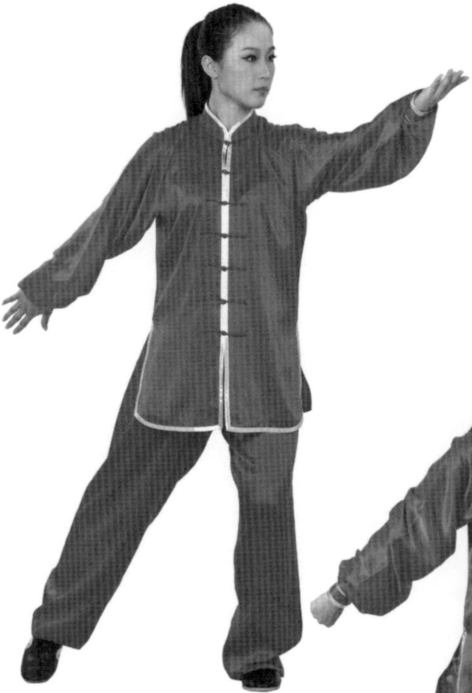

圖5-6

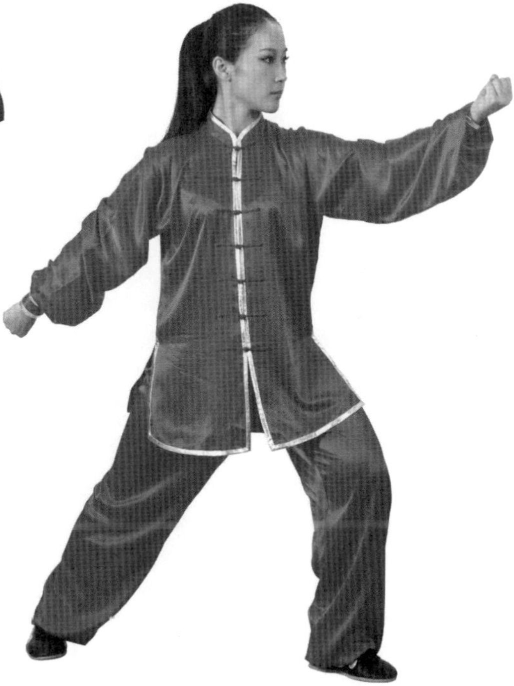

圖5-7

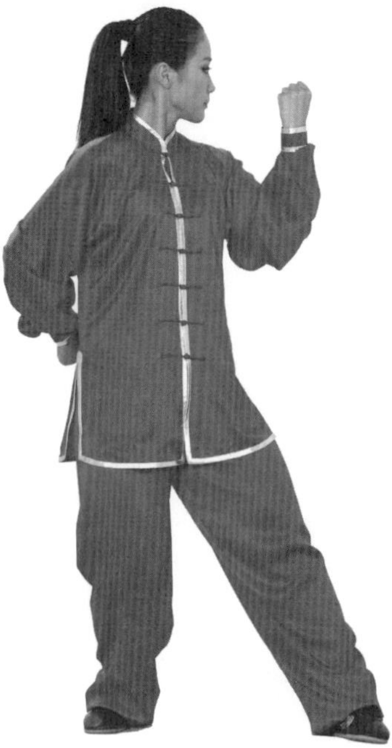

圖5-8

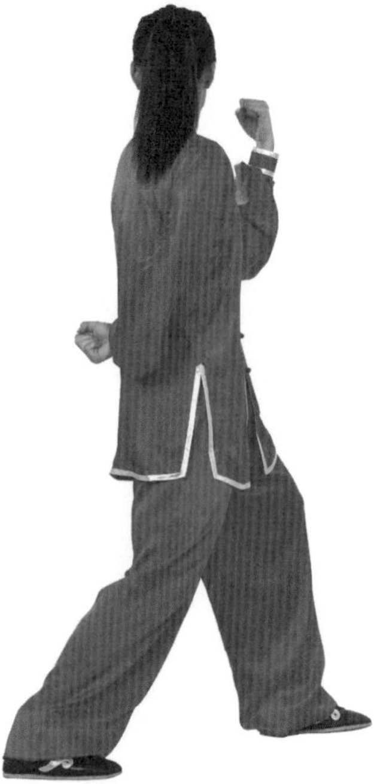

圖5-8附

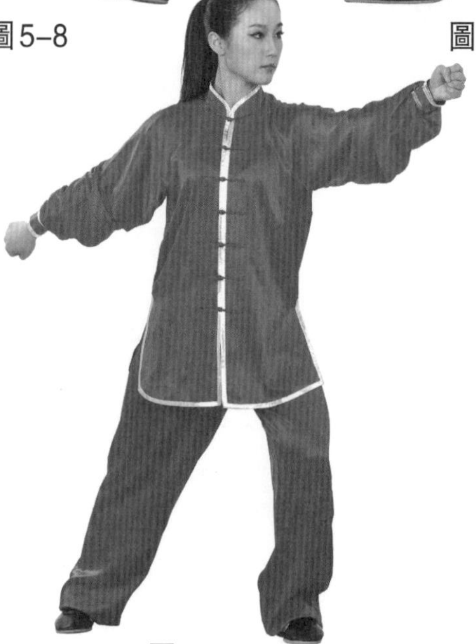

圖5-9

【要點】

倒拽九牛尾中兩臂用力的拽拉，不是兩拳或兩臂的簡單用力，它與腰腹運動有著不可分割的關係。

1. 兩臂的拽拉是在兩腿成弓步後用力，用力的前提是要使身體充分伸展、放鬆。

2. **用力順序是：**腰腹要先用力旋轉，下肢弓步腿伸，箭步腿屈，身體重心後移。同時，以腰帶肩，以臂帶拳，逐步用力。用力時兩臂就如拽拉著牛尾一般，此時腰腹因用力而收腹較緊，重心稍沉。當身體轉向正弓步方向時，既是動作的止點，是用力相對最大的時刻，也是用力後動作開始放鬆的轉捩點。

3. **放鬆順序是：**當兩臂用力拽拉至身體轉向正弓步方向時，身體便開始放鬆。身體的放鬆與身體的用力一樣，也是要從腰至拳逐個部位放鬆。身體重心後移要隨用力的放鬆還原成弓步，人體的上半身猶如挑擔姿勢一般。

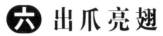

六 出爪亮翅

【歌訣】

挺身兼怒目，推手向當前。

用力收回處，功須七次全。

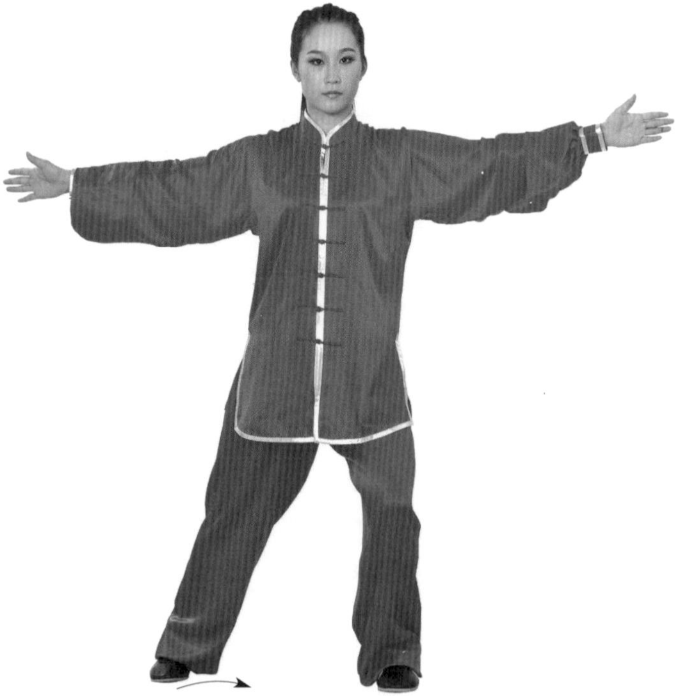

圖6-1

【練法】

1. 身體重心移至左腳，右腳收回，成開立姿勢。同時，右臂外旋，左臂內旋，擺至側平舉，兩掌心向前，掌尖向外。目平視前方。（圖6–1、圖6–2）

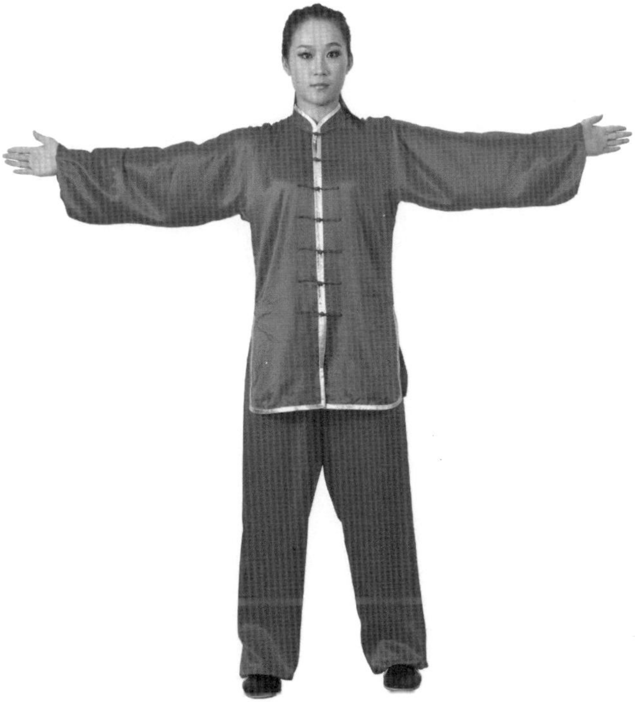

圖6–2

2. 兩掌向前環抱至體前；隨即兩臂內收，兩掌（五指併攏成柳葉掌）立於雲門穴前（注：雲門穴，在鎖骨之下，肩胛骨喙突內方的凹陷處），掌心相對，掌尖向上。目視前方。（圖6–3、圖6–4）

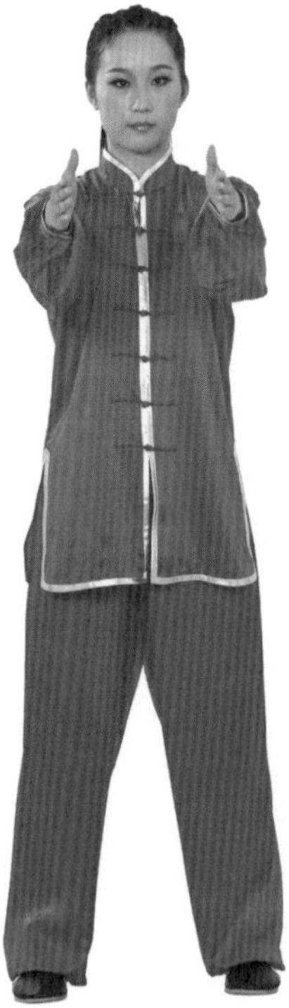

圖6–3

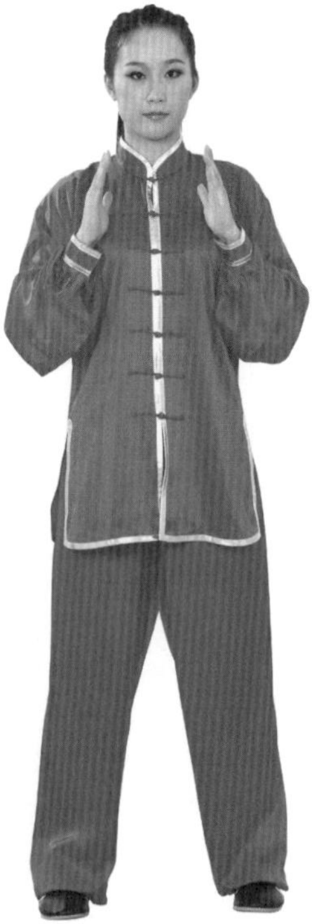

圖6–4

3. 展肩、擴胸。然後鬆肩，兩肘下垂，使兩掌心向前。（圖6–5、圖6–6）

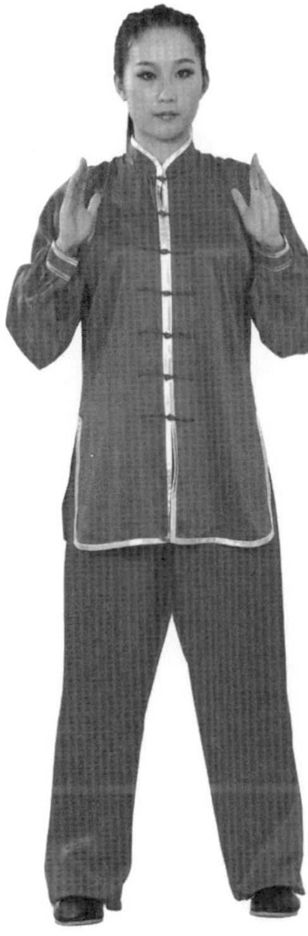

圖6–5

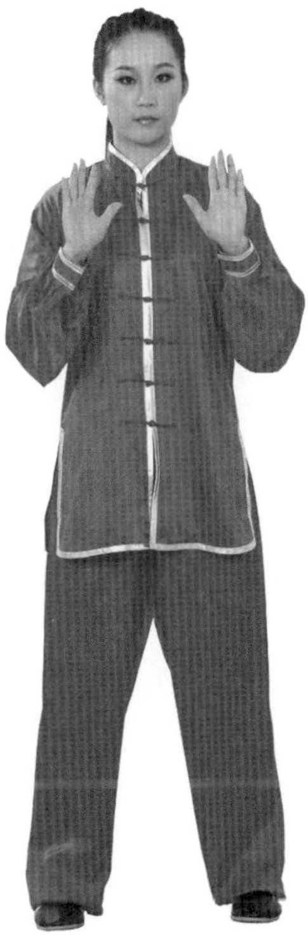

圖6–6

4. 兩臂緩緩前伸，並逐漸十指微張（即荷葉掌），掌尖向上；至兩臂伸直。瞪目。（圖6–7、圖6–8、圖6–8附）

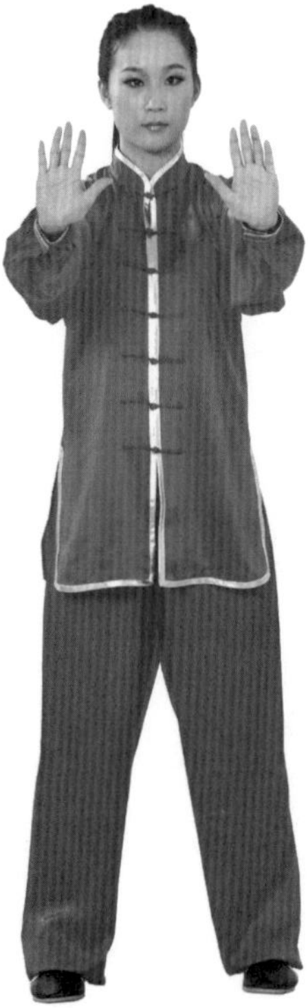

圖6–7

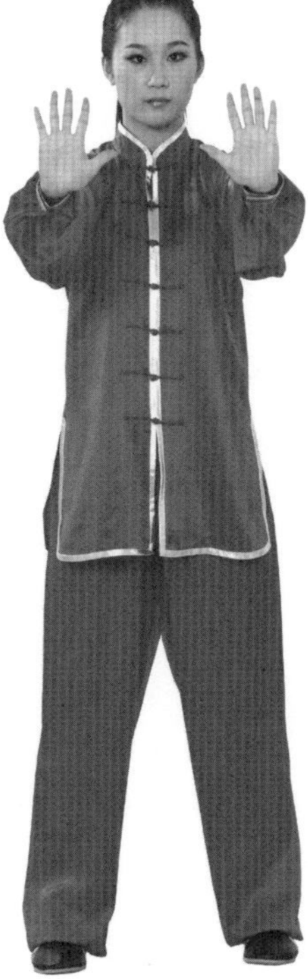

圖6-8

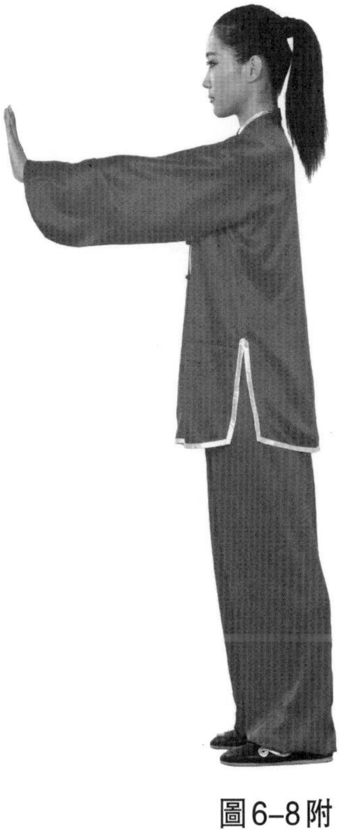

圖6-8附

5. 鬆腕，屈肘，收臂，立掌於雲門穴前。（圖6-9～圖6-11）

重複上述動作7遍。

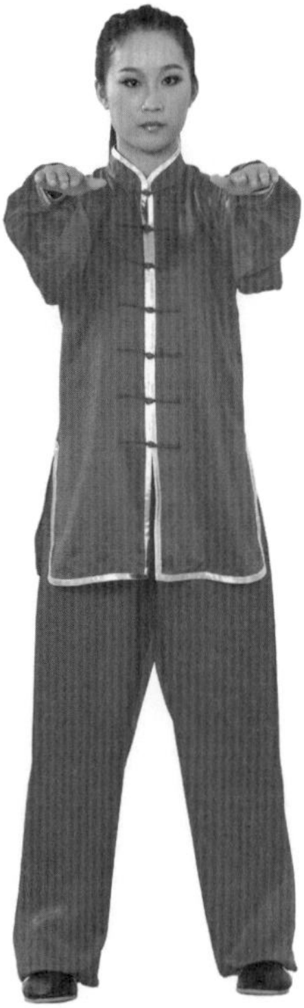

圖6-9

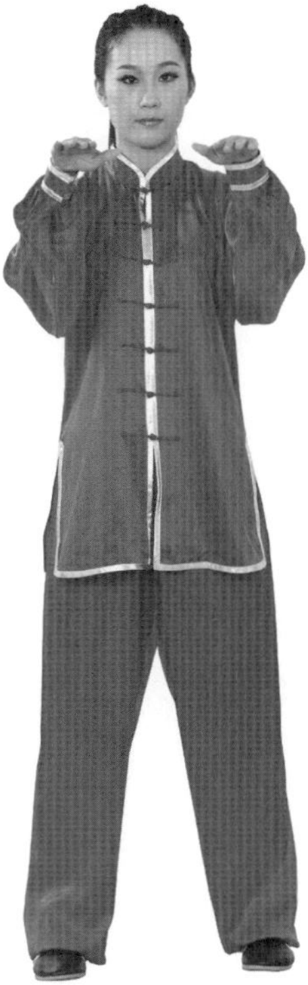

圖6-10

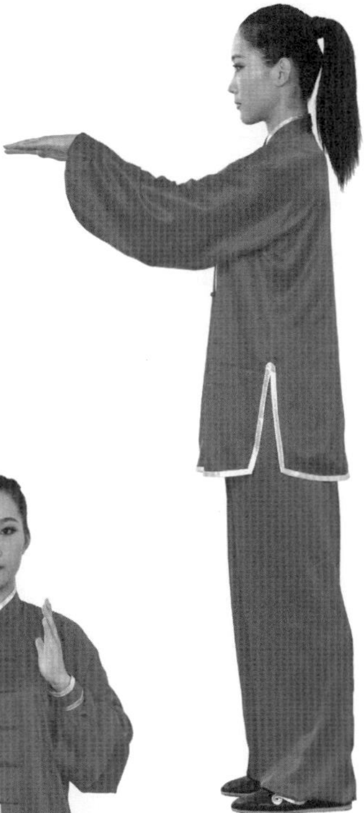

圖6-10附

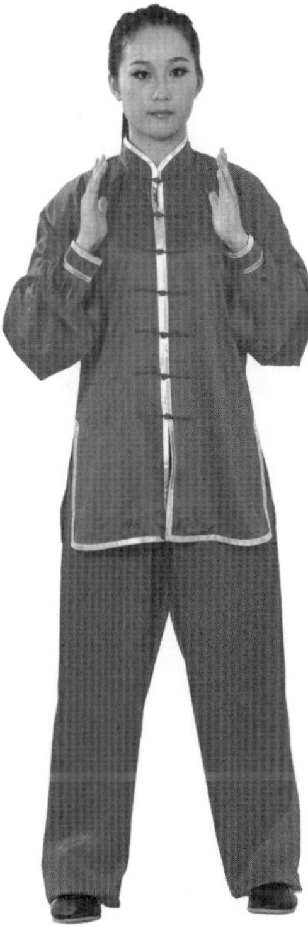

圖6-11

【要點】

1. 出掌時身體正直，瞪眼怒目，同時，兩掌運用內勁前伸，先輕如推窗，後重如排山，收掌時如海水還潮。

2. 收掌時自然吸氣，推掌時自然呼氣。

3. 立掌於雲門穴，雲門穴位於人體鎖骨之下，肩胛骨喙突內方的凹陷處，是手太陰肺經上的穴位。

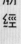

❼ 九鬼拔馬刀

【歌訣】

側首彎肱，抱頂及頸。

自頭收回，弗嫌力猛。

左右相輪，身直氣靜。

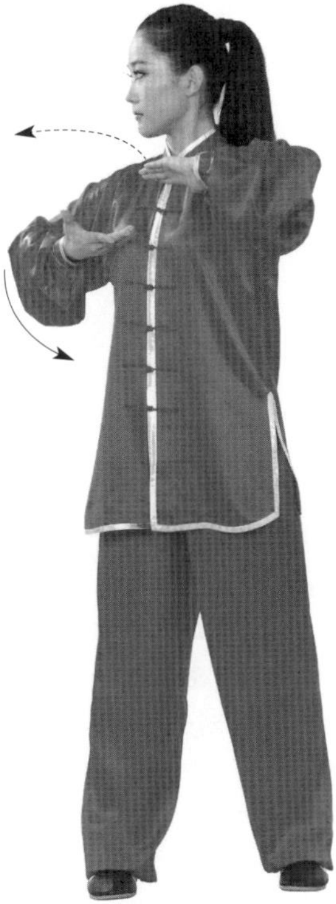

圖 7–1

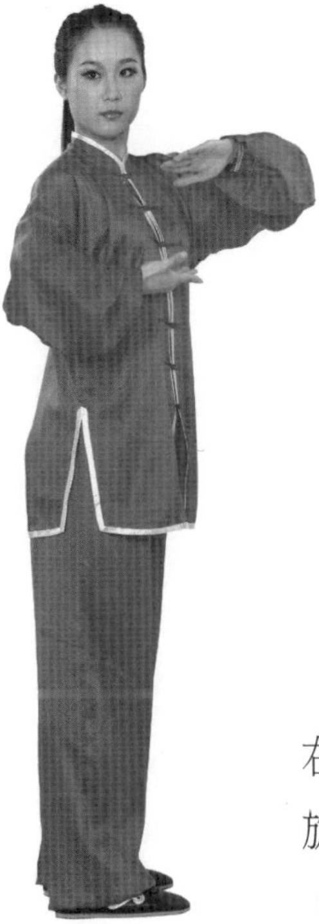

圖 7–1 附

【練法】

1. 上體緩緩右轉。同時，右掌外旋，掌心向上；左掌內旋，掌心向下。兩掌心相對。（圖 7–1、圖 7–1 附）

2. 右掌由胸前內收，經右腋下後伸，掌心向外。同時，左掌由胸前伸至前上方，掌心向外。（圖7–2、圖7–2附）。

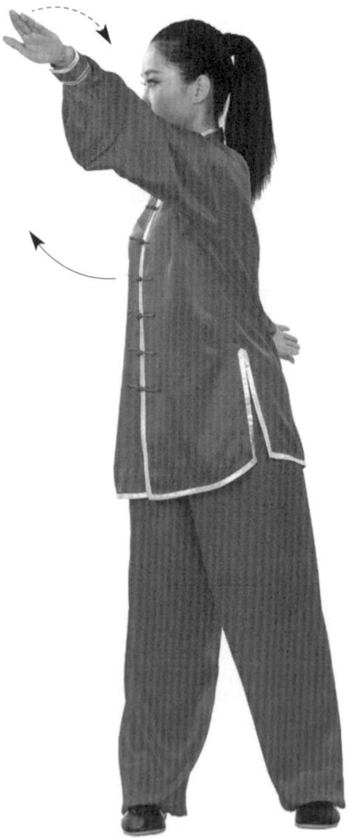

圖7–2

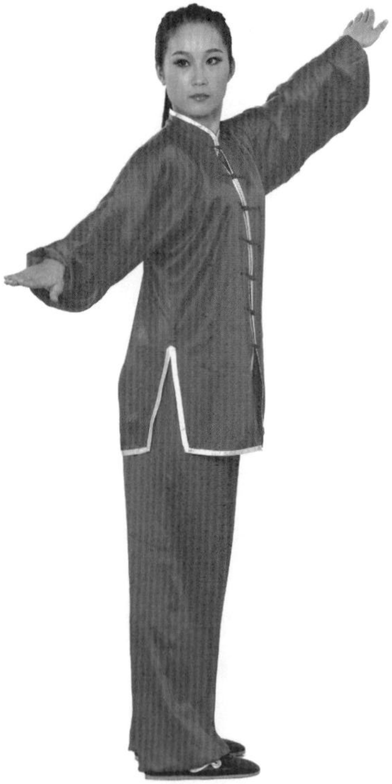

圖7–2附

3. 上體稍左轉。同時，左掌向左展，右掌向前展；至兩掌臂與肩平，掌尖向外。（圖7–3）

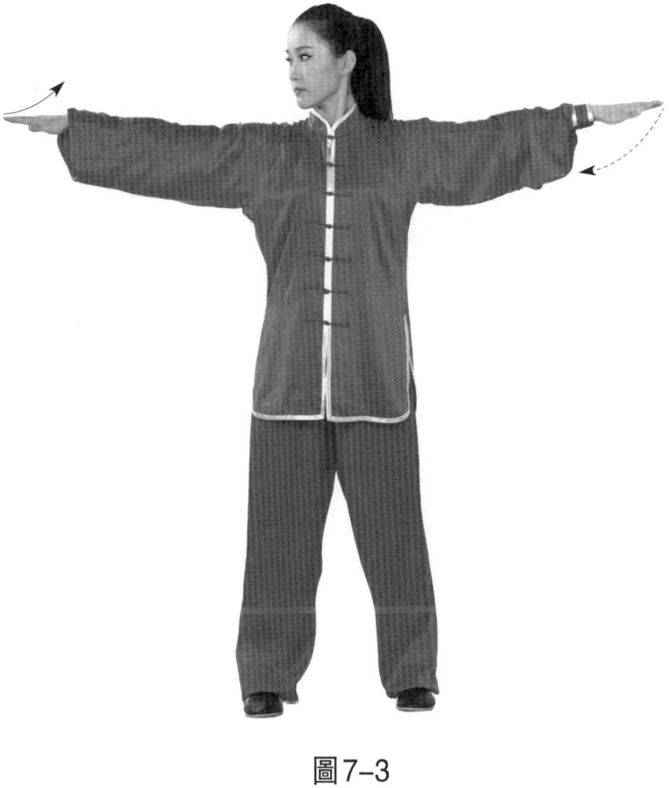

圖7–3

4. 接著，右掌經體側向前上擺至頭前上方後屈肘，由後向左繞頭半周，掌心按住玉枕穴，四指尖掩住左耳輪。左掌經體左側下擺至左後，屈肘，掌背貼於脊柱，掌心向後，掌尖向上。目隨右手動，定勢後目視左前方。玉枕穴，在頭後部，當腦戶穴（枕外隆凸上緣）的外側1寸5分處（1寸≈3.33公分，1分≈0.333公分，後同）。（圖7–4、圖7–5）

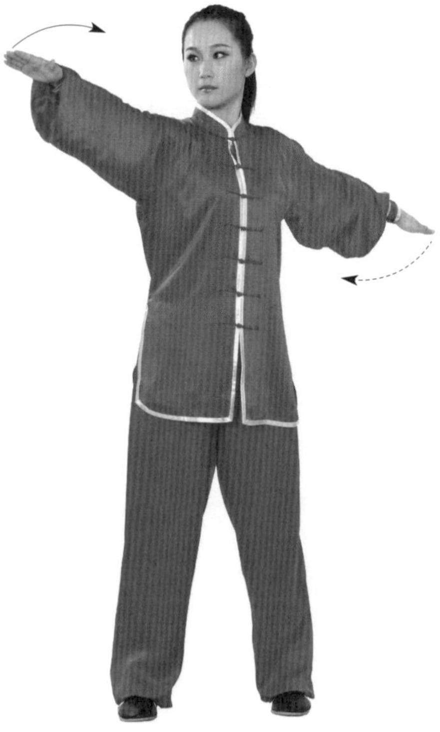

圖7–4

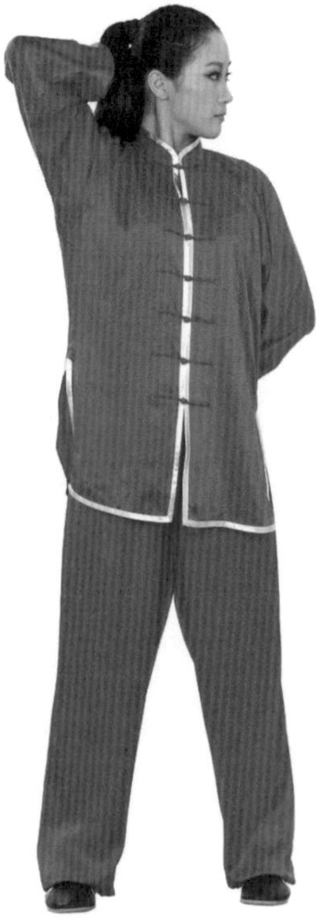

圖7–5

5. 上體右轉，展臂擴胸，轉頭。目視右上方時，動作停住。（圖7-6）

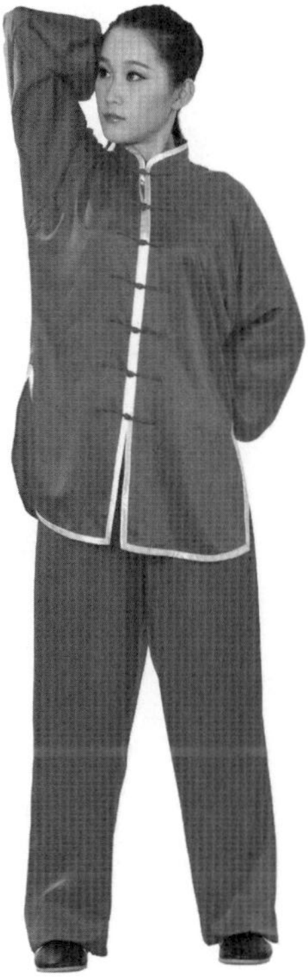

圖7-6

6. 上體緩緩左轉，至面向左側時，兩腿微微屈膝。同時，右臂內收，含胸；左掌沿脊柱儘量上推，低頭。兩眼從左後側注視右腳跟時，動作停住。（圖7–7、圖7–8、圖7–8附）

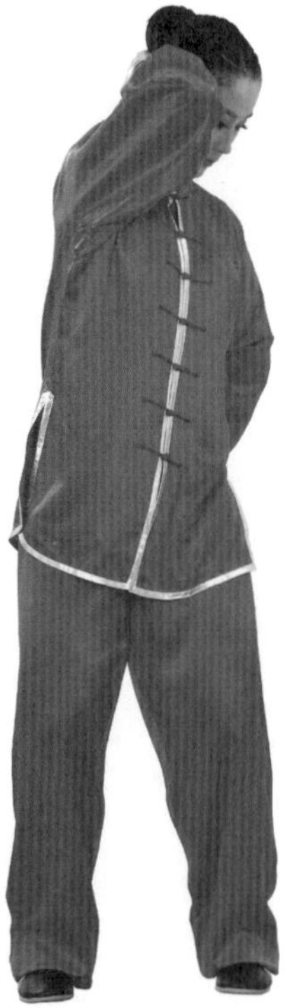

圖7–7

重複上述動作共3遍。

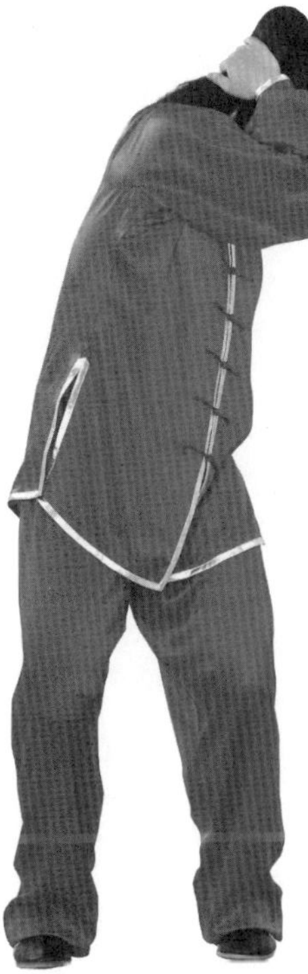

圖7-8

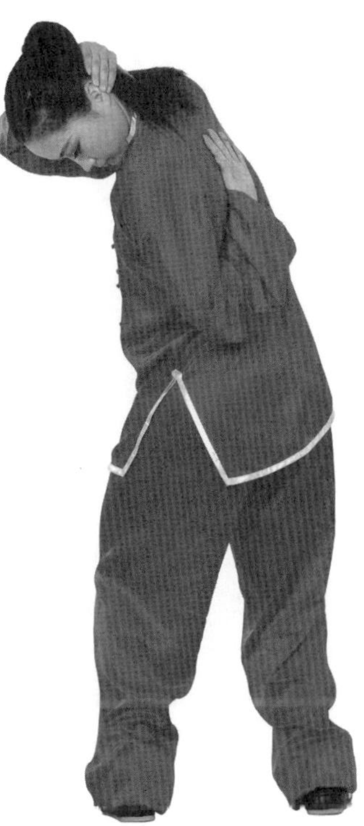

圖7-8附

7. 兩膝緩緩伸直，身體向前轉正。同時，右掌向上經頭頂上方向下至側平舉；左掌經體側向上至側平舉，兩掌心向下，掌尖向外。目視前方。（圖7–9、圖7–9附、圖7–10）

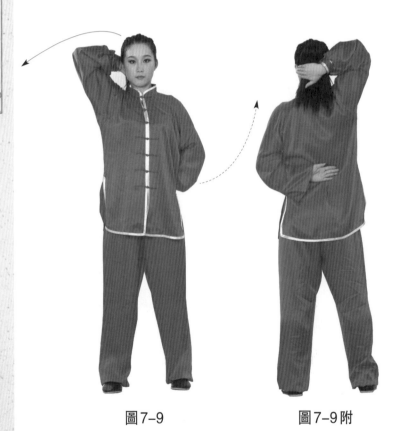

圖7–9

圖7–9附

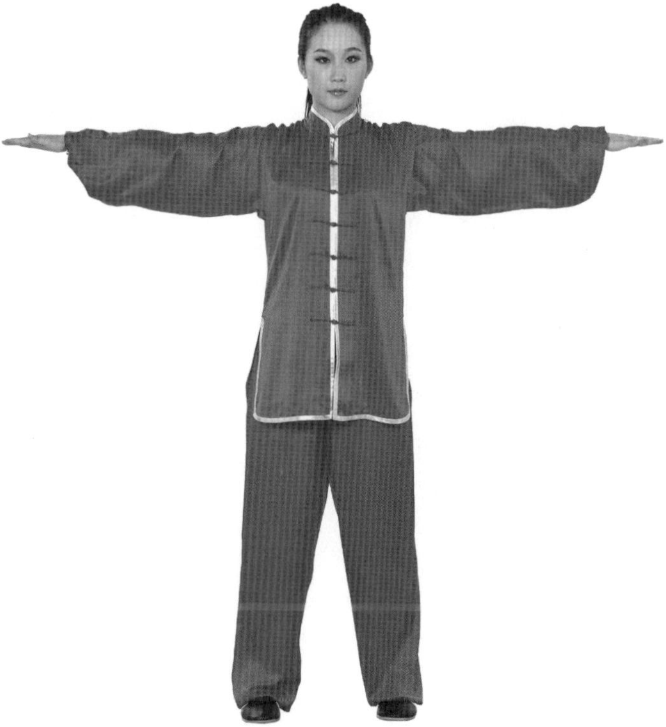

圖7-10

8. 接著，做左九鬼拔馬刀勢，與右九鬼拔馬刀勢動作、次數相同，唯方向相反。（圖 7–11～圖 7–17）

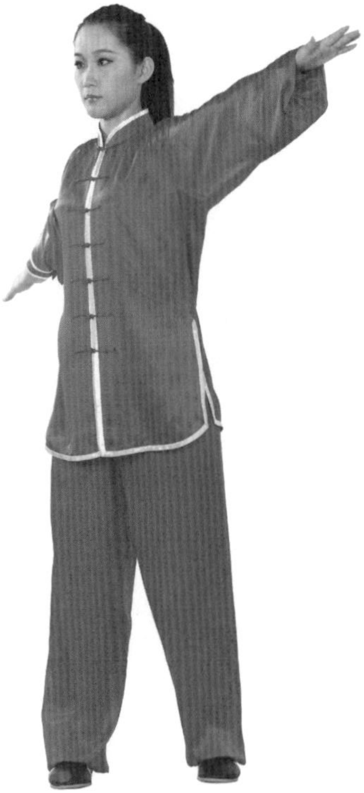

圖7–11

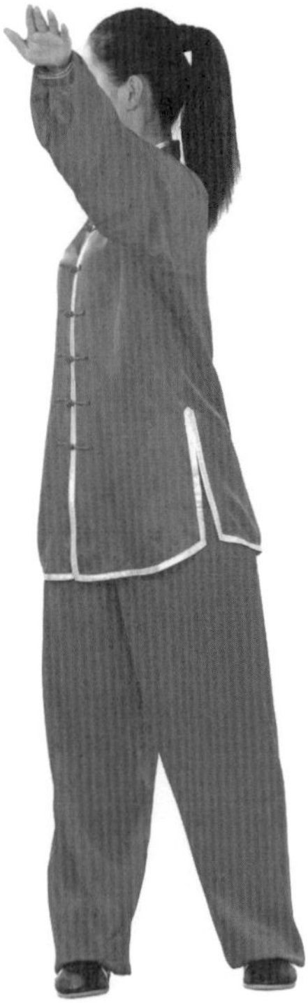

圖7–12

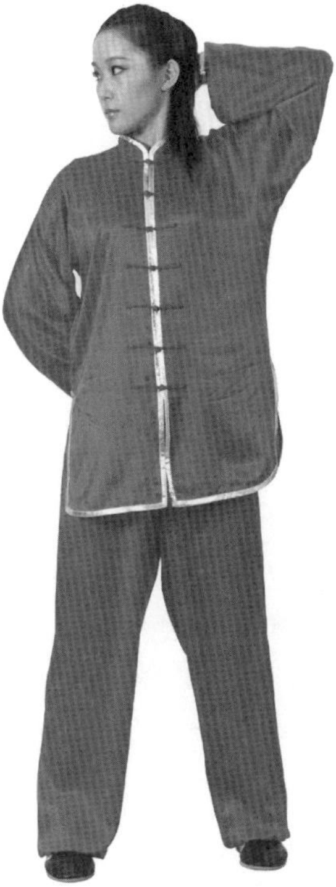
圖7-13

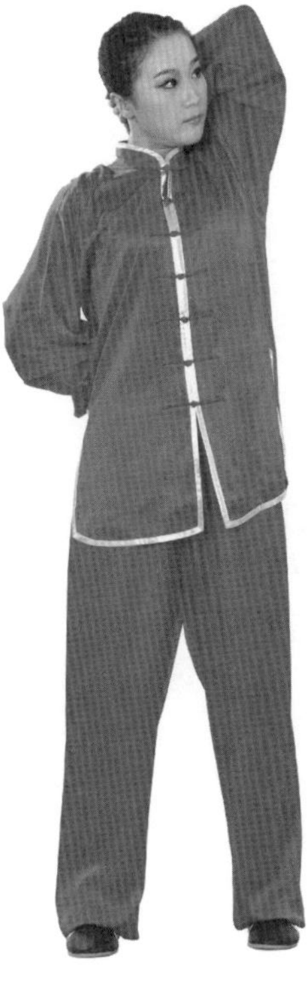
圖7-14

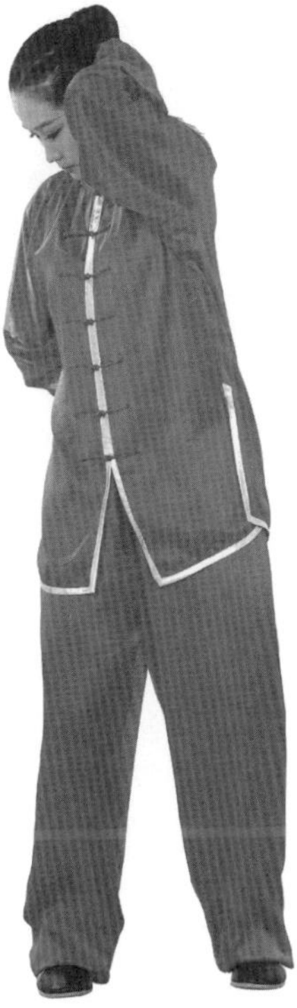
圖7-15

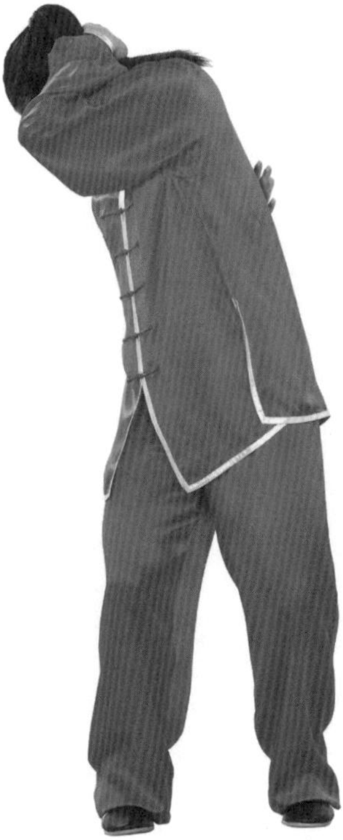

圖7-16

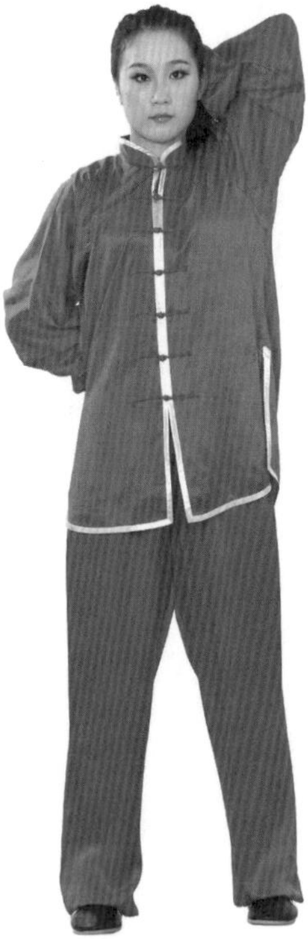

圖7-17

【要點】

1. 兩臂動作，一臂屈肘，置於後背，手背儘可能地向上貼於脊柱；另一手臂置於肩上並用手指按壓耳廓，掌心扶按玉枕穴。

2. 在做擴展胸廓動作時，要求後背兩肩胛骨充分內收，使兩肘如同鳥的翅膀一樣充分展開。扶按玉枕的手臂向後展開時，肘尖還需向上用力領勁。兩臂需適當用力，並在停頓的片刻中，增強對肌肉的刺激，注意不能使僵勁。

3. 在兩膝微屈時，還要將展開的兩臂放鬆，隨後含胸收腹，上體側轉。此外，背後兩肩胛骨充分外展，兩臂則如鳥的翅膀一樣向內合扣，下面的手臂沿脊柱儘量上推。

4. 高血壓、頸椎病患者和年老體弱者，頭部轉動的角度應小，且動作宜輕緩。

八 三盤落地

【歌訣】

上齶堅撐舌，張眸意注牙。

足開蹲似踞，手按猛如拿。

兩掌翻齊起，千斤重有加。

瞪睛兼閉口，起立足無斜。

【練法】

1. 重心落於右腿，左腳提跟向左側開步，兩腳距離約寬於肩，正身開步直立。同時，兩臂平展，掌心向下，掌尖向外。（圖8-1～圖8-3）

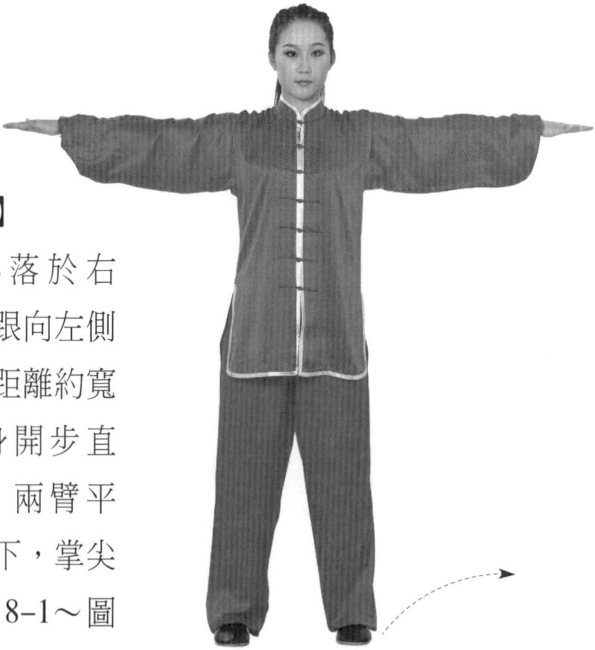

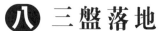

圖8-1

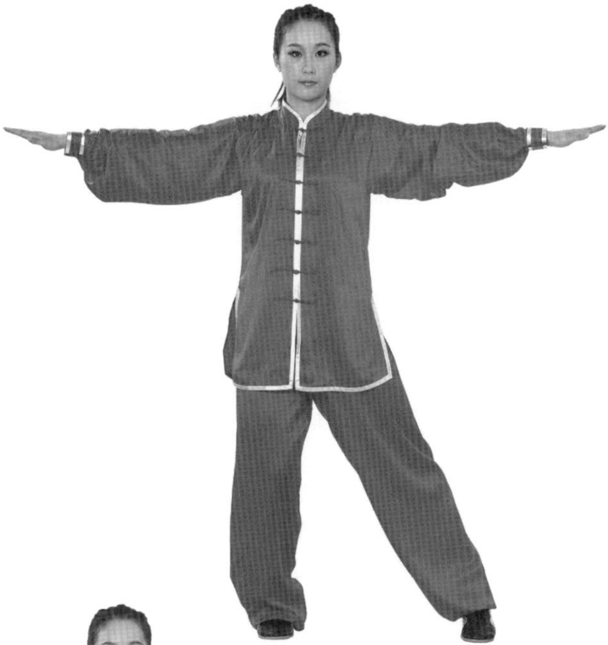

圖8-2

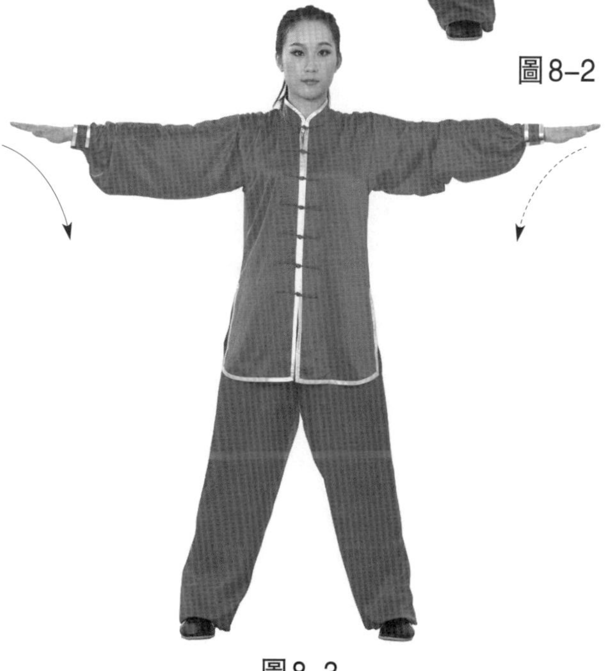

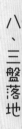

圖8-3

2. 屈膝下蹲，沉肩、墜肘。兩掌逐漸用力下按至約與環跳穴（在大腿外側面的上部，股骨大轉子與髖裂孔連線的外三分之一與內三分之一交接處）同高，兩肘微屈，掌心向下，掌尖向外。同時，口吐「嗨」音，音吐盡時，舌尖向前輕抵上下牙之間，終止吐音。（圖8–4）

3. 兩掌翻轉，掌心向上，肘微屈，上托至側平舉。同時，兩膝緩緩挺直，成正身開步直立。目視前方。（圖8–5、圖8–6）

重複上述動作共3遍。

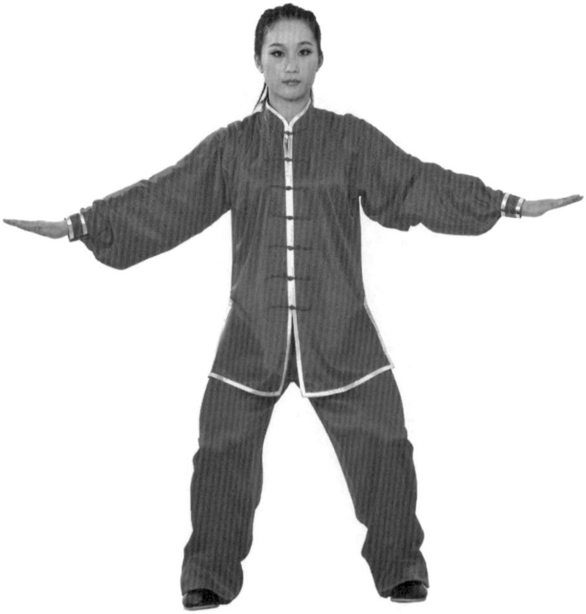

圖8–4

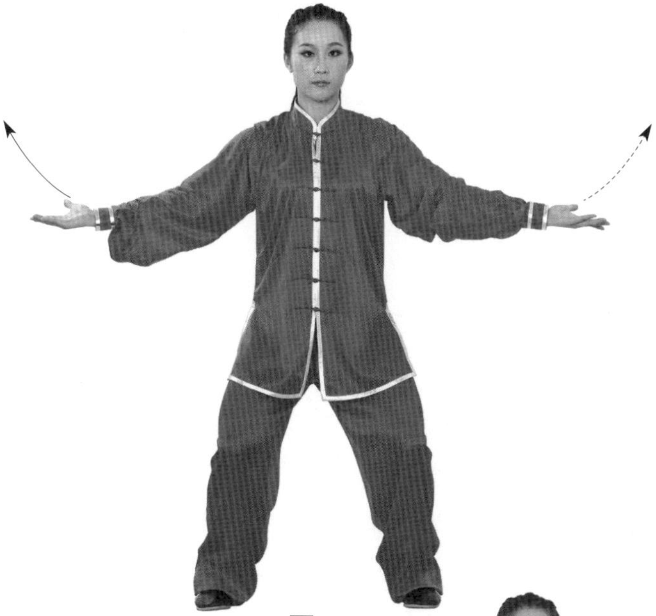

圖8-5

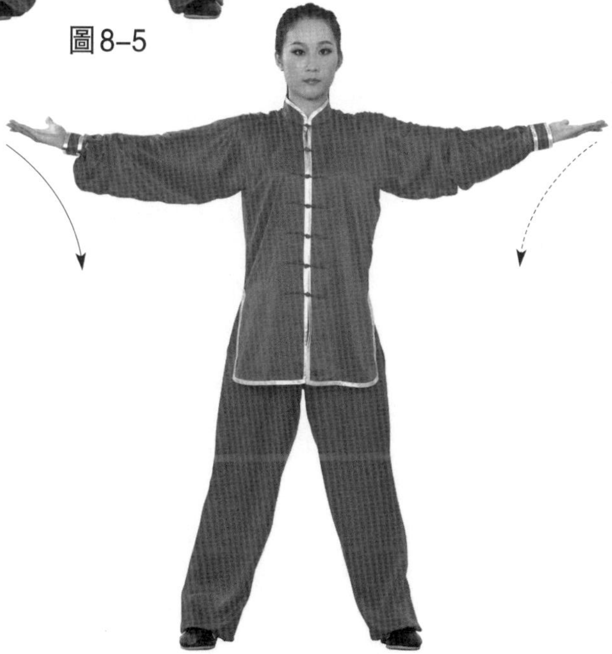

圖8-6

4. 第二遍半蹲。（圖8–7～圖8–9）

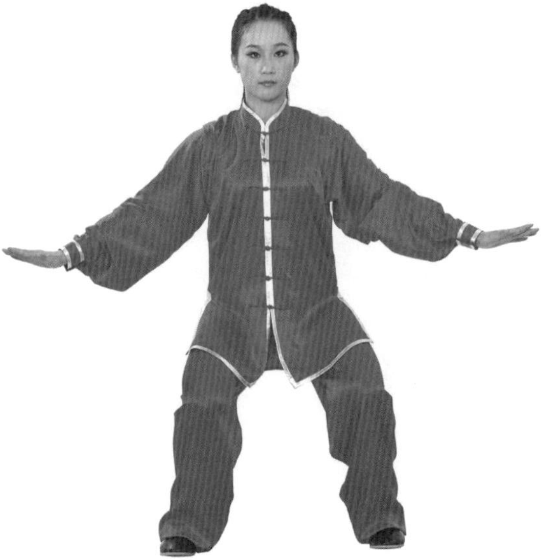

圖8–7

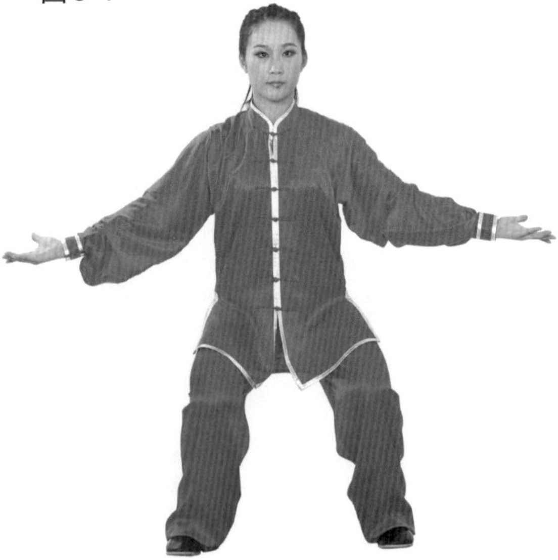

圖8–8

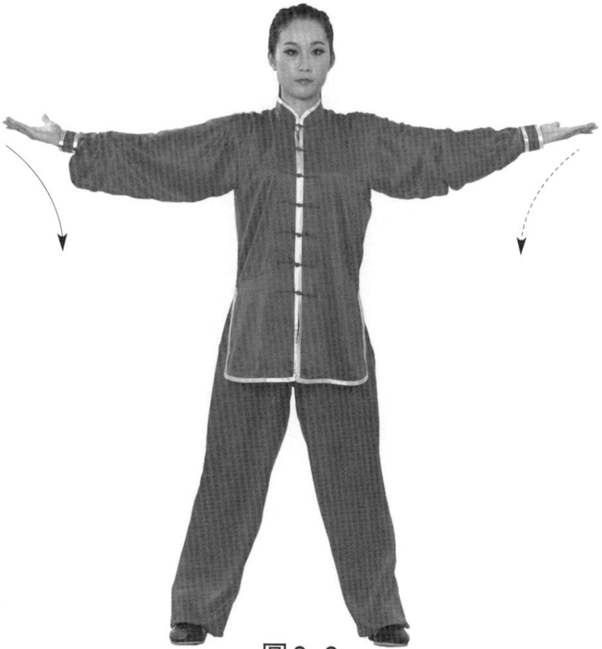

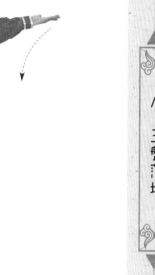

圖8-9

5. 第三遍全蹲。（圖8-10～圖8-12）

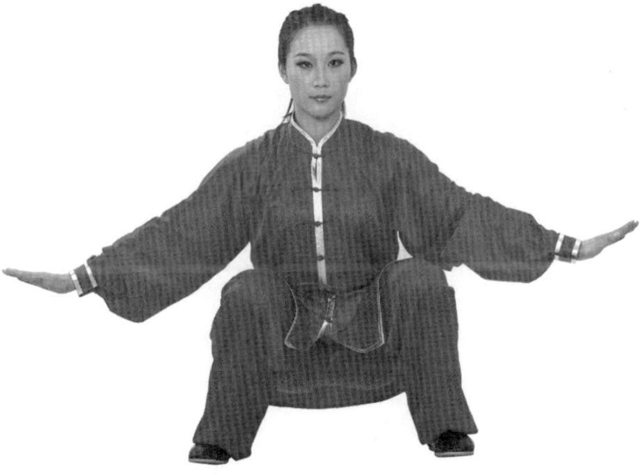

圖8-10

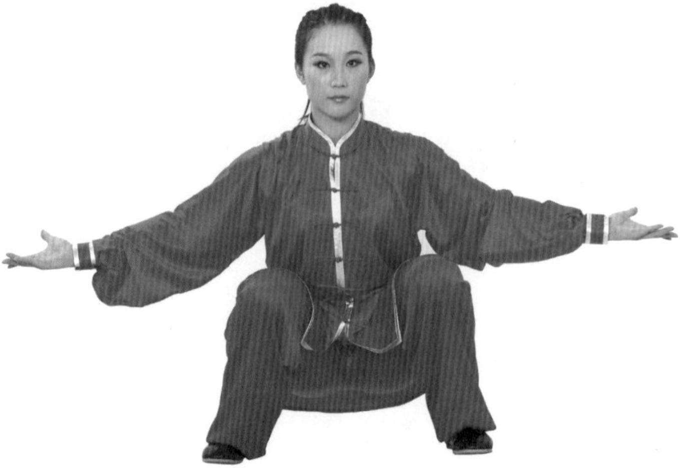

圖8-11

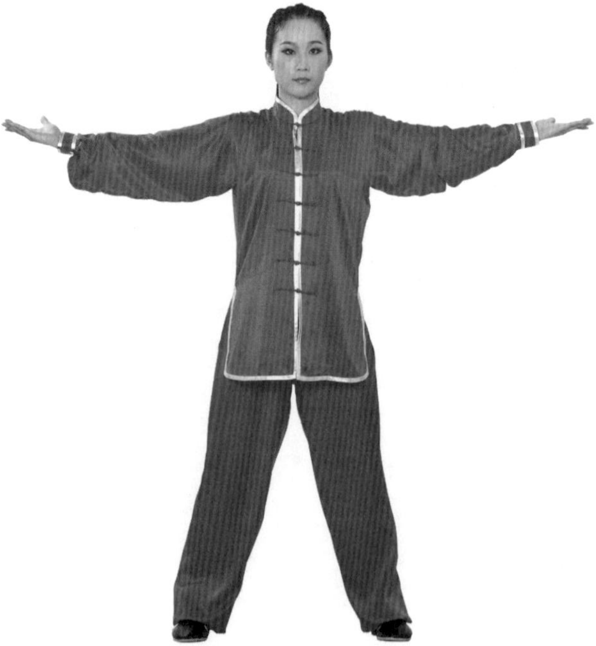

圖8-12

6. 然後，左腳收回半步，成開步正身直立。兩掌心向上，掌尖向外。目視前方。（圖8–13、圖8–14）

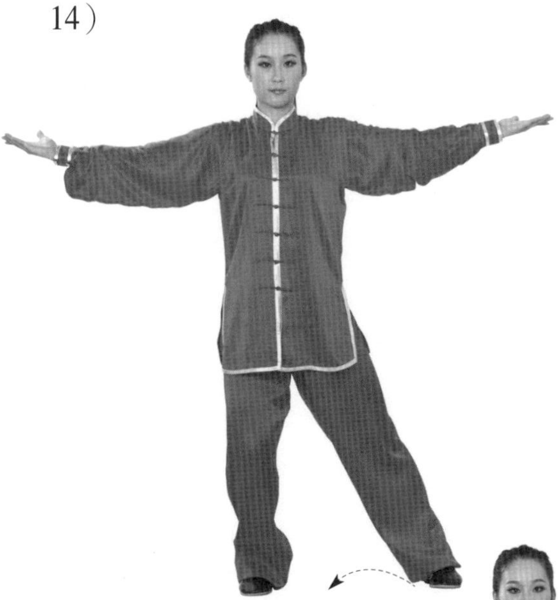

圖8–13

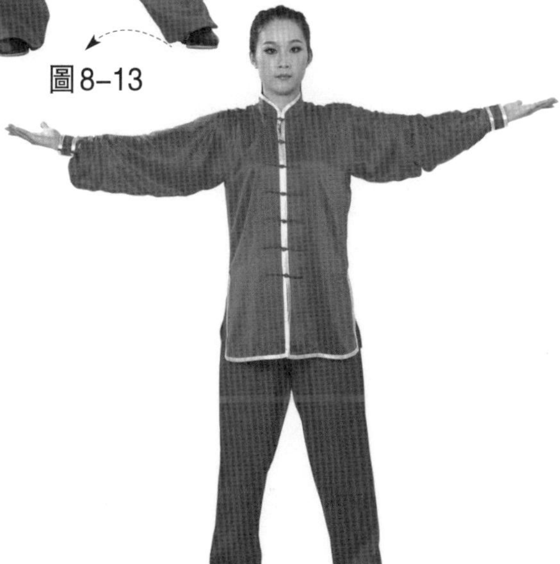

圖8–14

【要點】

1. 由於此勢要求練習者在下蹲時用力，會使其內氣逆升，氣的逆升又易使血上逆，這對於練習者，特別是中老年人是非常有害的。這時，如果口吐「嗨」音，可使人體的內氣下沉於丹田，從而緩衝氣血的上逆，調節氣血升降平衡。同時透過口吐「嗨」字音，還可使體內真氣在胸腹間相應升、降，達到心腎相交、水火既濟的作用。

2. 在吐「嗨」字音時，要注意不發聲，即要求有音無聲，並且吐「嗨」字音時，口微張，上唇微微用力壓著齦交穴（上唇系帶處），下唇鬆開，不能用力內收壓著承漿穴（頷唇溝的中點），音儘量從喉部發出。音吐盡時，舌尖向前輕抵上下齒之間。

3. 瞪眼閉口，舌抵上齶，身體中正安舒。

九 青龍探爪

【歌訣】

青龍探爪，左從右出。

修士效之，掌平氣實。

力周肩背，圍收過膝。

兩目注平，息調心謐。

【練法】

1. 開步正身直立。兩掌先屈拇指於掌心。（圖9-1）

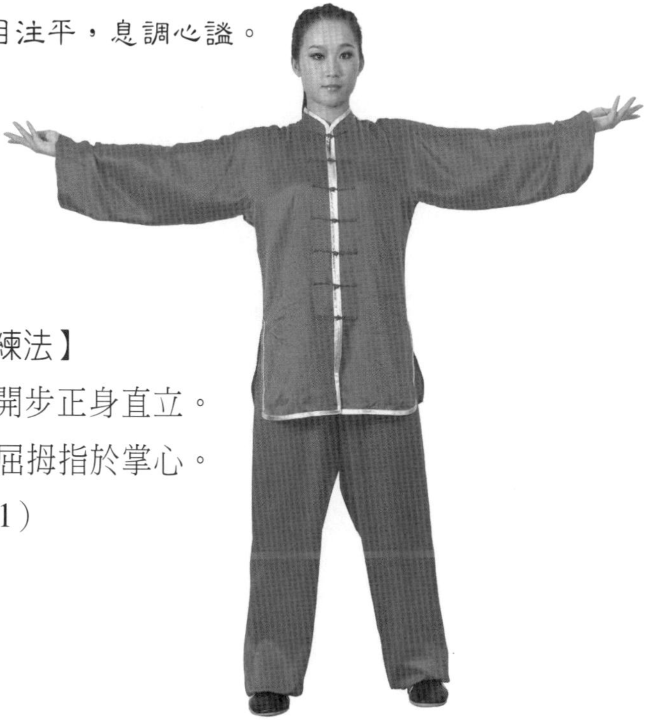

圖9-1

2. 接著，從小指依次屈指握住拇指成拳（握固）。（圖9-2）

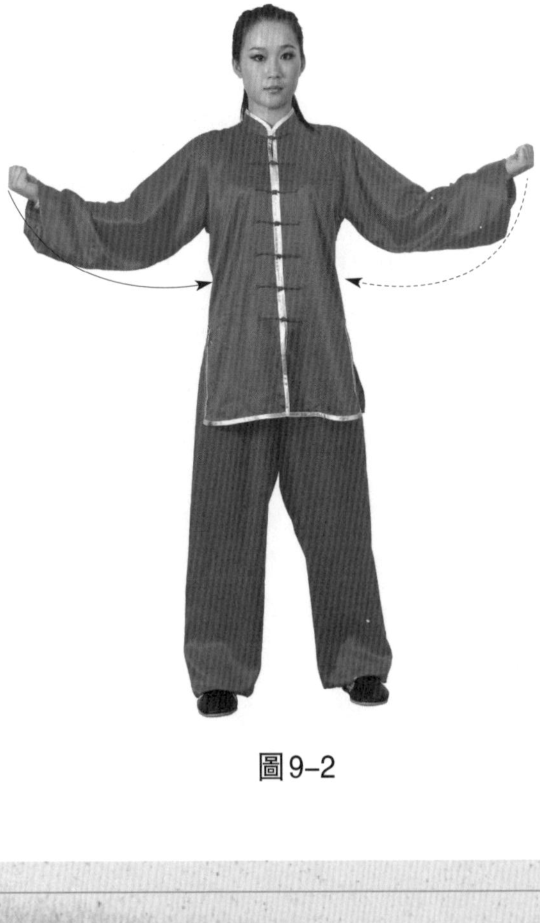

圖9-2

3. 兩臂屈肘內收至腰間，繼向後收肘，拳輪貼於章門穴（在腹側部，第十一肋游離端稍下方處），拳心向上。目視前方。（圖9–3）

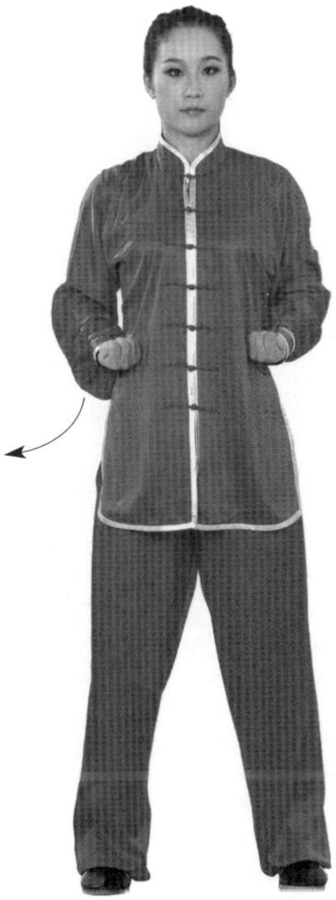

圖9–3

4. 然後，右拳變掌，右臂伸直，右掌經下向右側外展，掌心向上。目隨手動。（圖9–4）

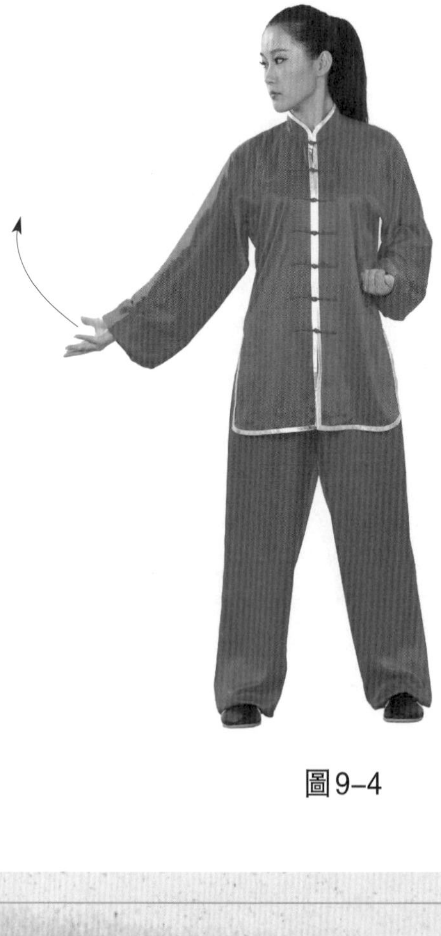

圖9–4

5. 右掌繼續向上，至與肩平。目視右掌。（圖9–5、圖9–5附）

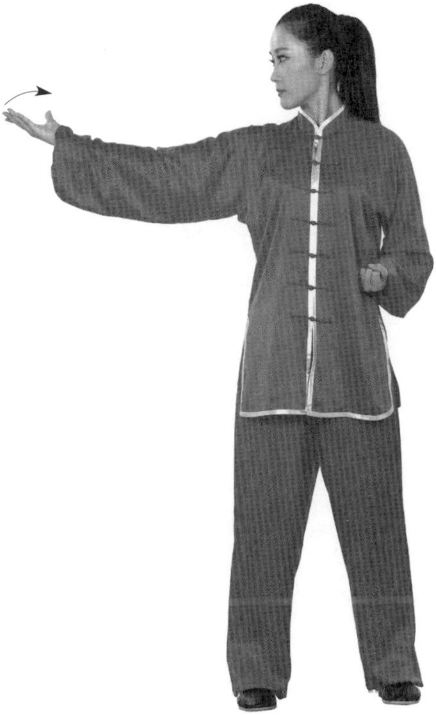

圖9–5

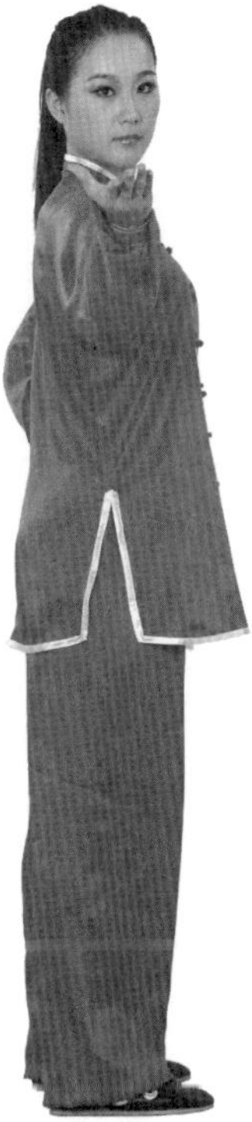

圖9–5附

6. 右臂屈肘、屈腕，右掌變「龍爪」，指尖向左，經下頜向身體左側水平伸出。目隨手動，軀幹隨之向左轉約90°，目視右掌所指方向。（圖9–6～圖9–8）

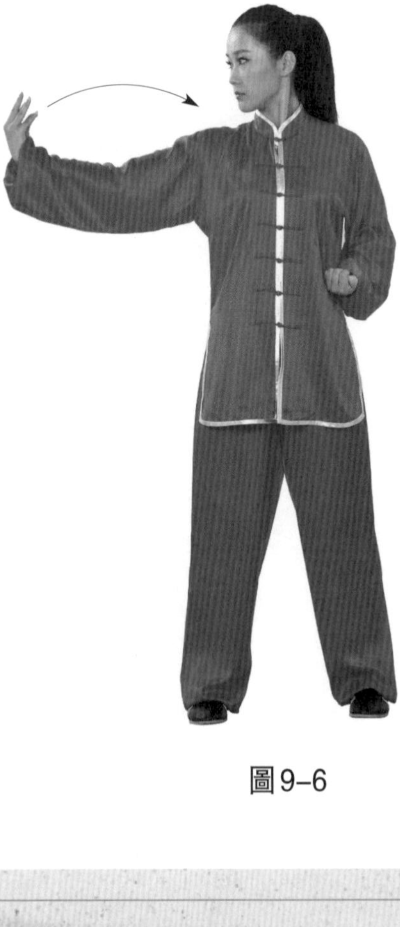

圖9–6

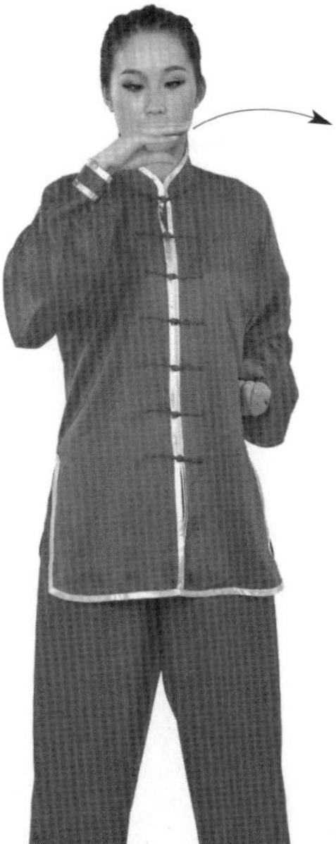

圖9–7

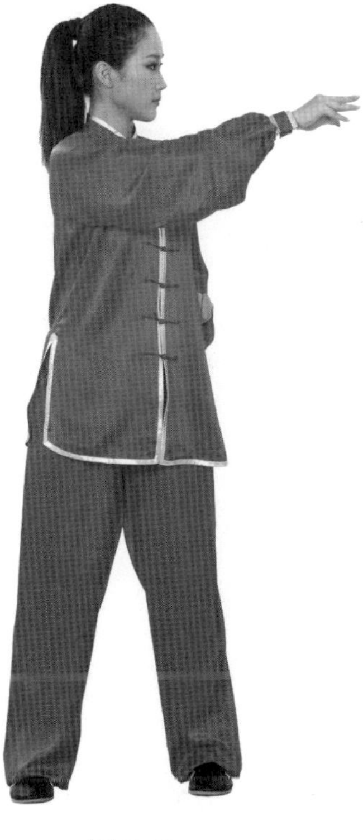

圖9–8

7. 右爪變掌，隨之身體左前屈，兩膝挺直，掌心向下按至左腳外側。目視下方。（圖9–9～圖9–12）

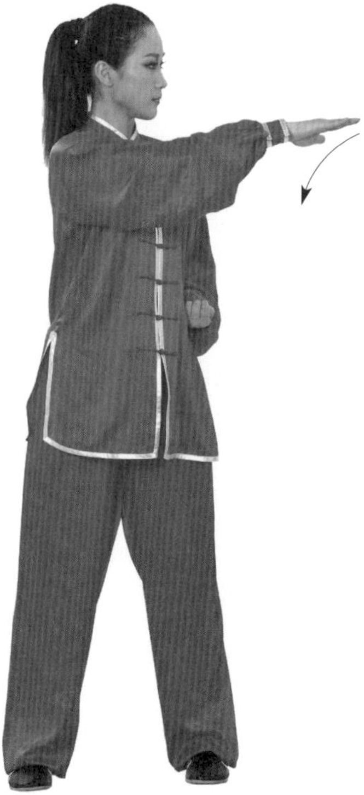

圖9–9

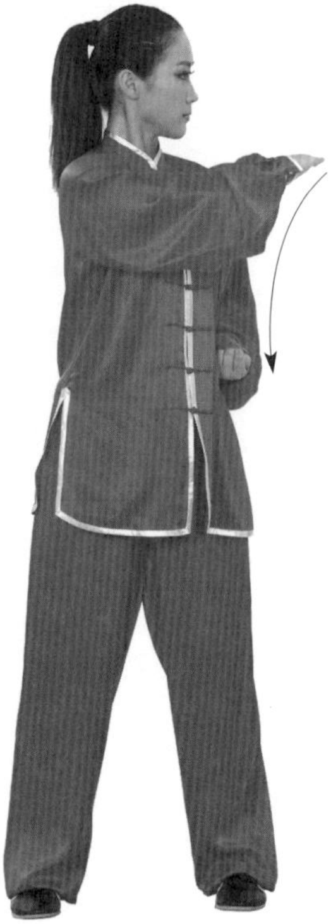

圖9–10

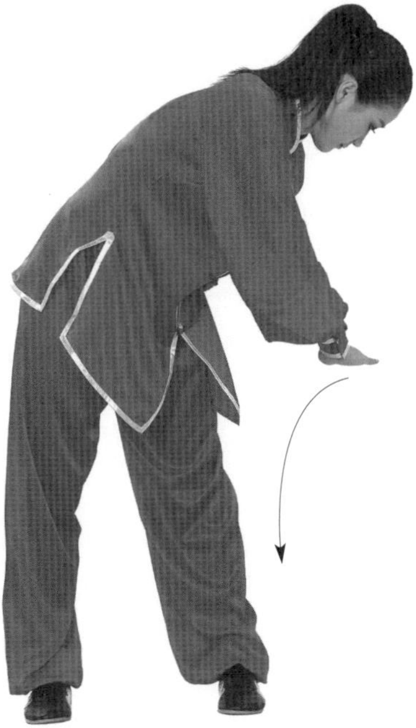

圖9-11

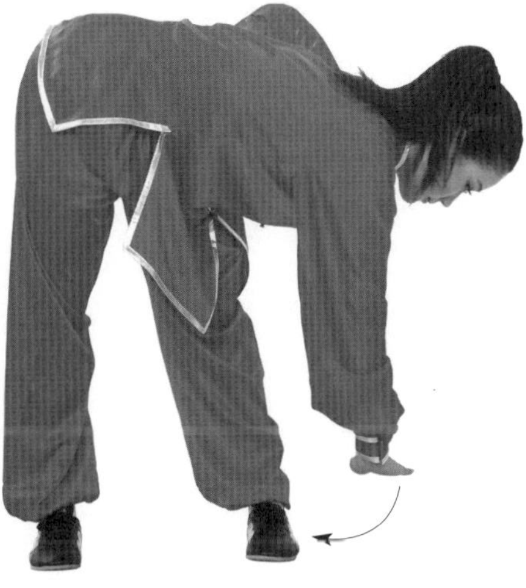

圖9-12

8. 軀幹由左前屈轉至右前屈，並帶動右掌經左膝（或左腳前）畫至右膝（或右腳外側），掌尖向前。目視右掌。（圖9–13、圖9–14）

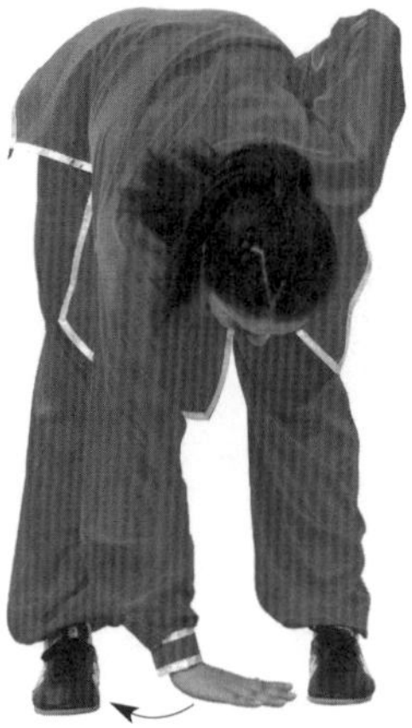

圖9–13

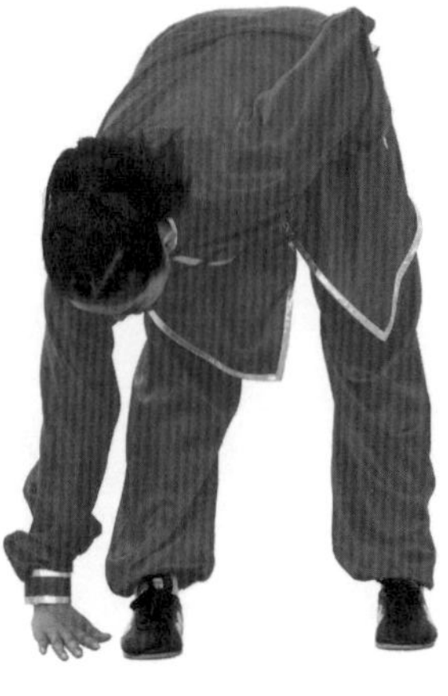

圖9–14

9. 手臂外旋，掌心向前。然後屈拇指於掌心，其餘四指依次屈指握住拇指成「握固」，拳心向上，高於右側足三里處。目視右拳。（圖9-15～圖9-19）

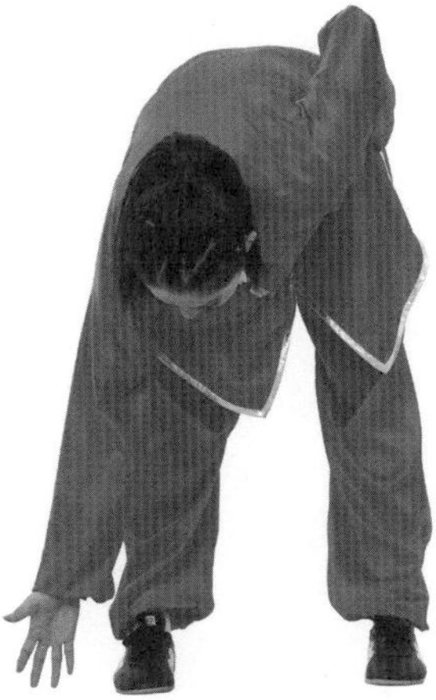

圖9-15

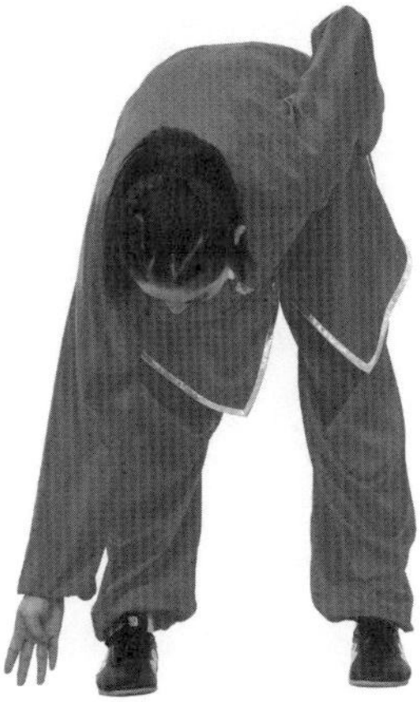

圖9-16

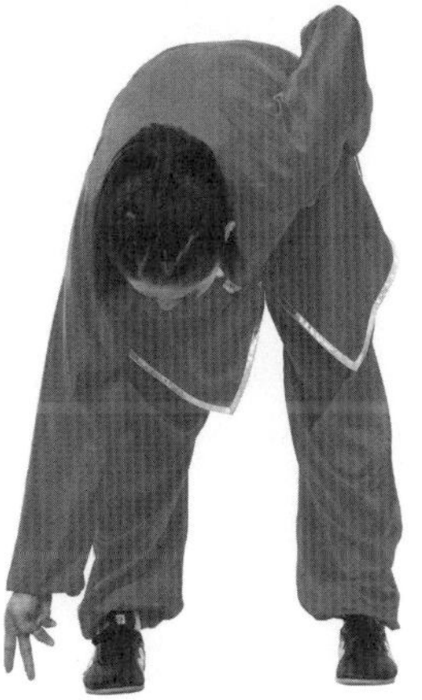

圖9-17

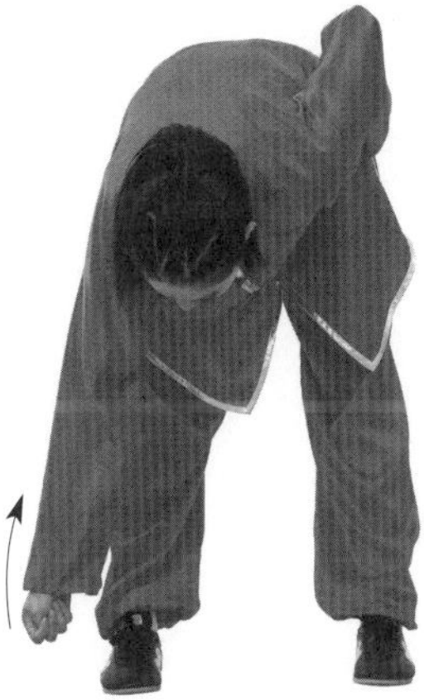

圖9-18

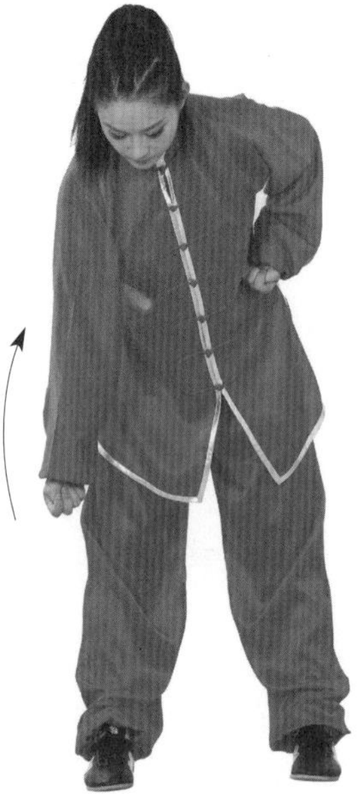

圖9-19

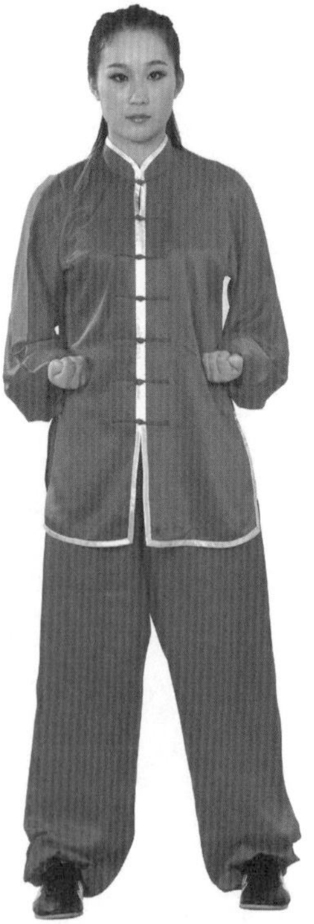

圖9-20

10. 上體抬起，直立。右拳隨上體抬起收貼於章門穴，拳心向上。目視前方。（圖9-20）

11. 接著做右青龍探爪勢，與左青龍探爪勢動作相同，唯方向相反。（圖9-21～圖9-36）

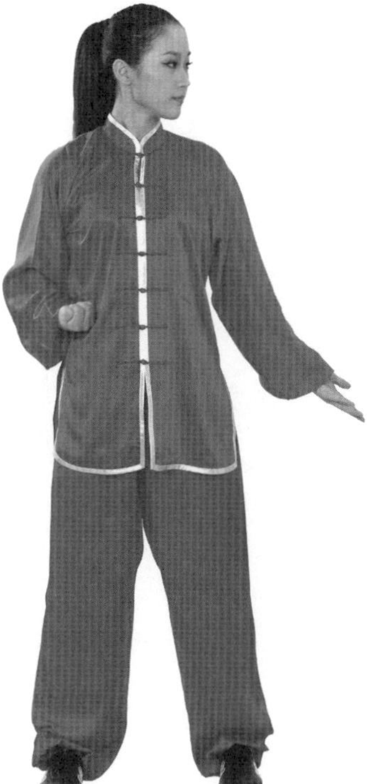

圖9-21

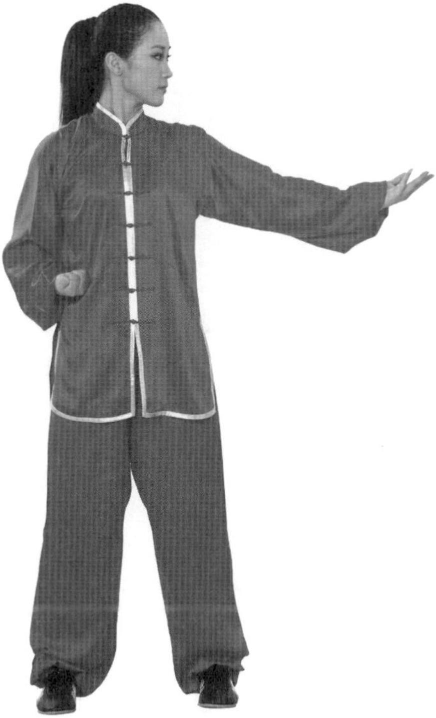

圖9-22

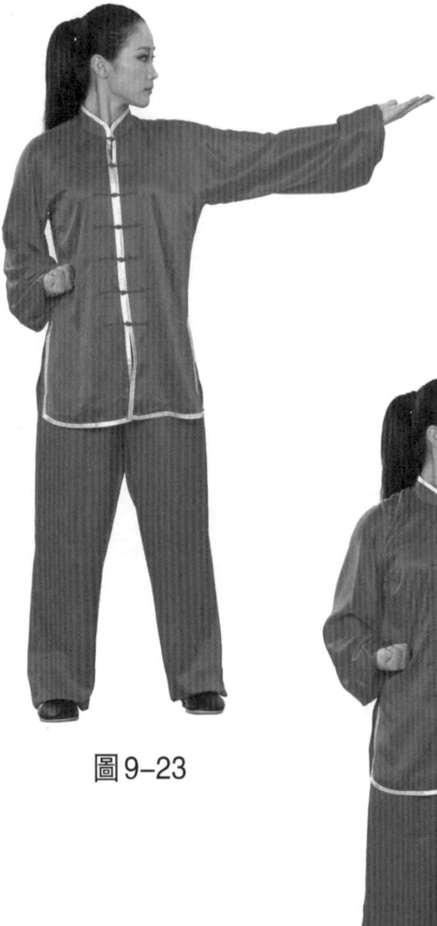

圖 9–23

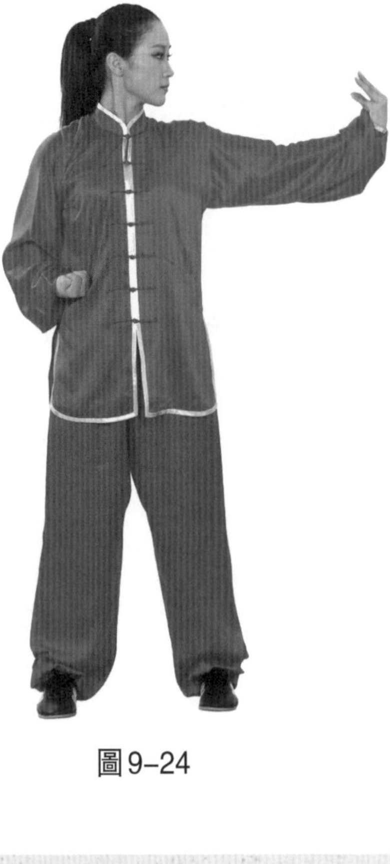

圖 9–24

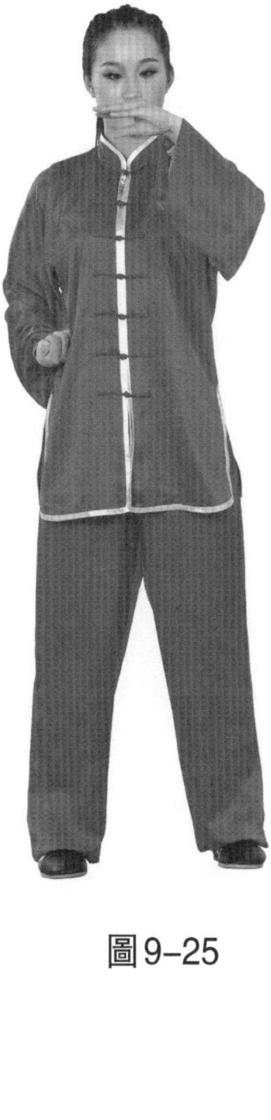

圖9–25

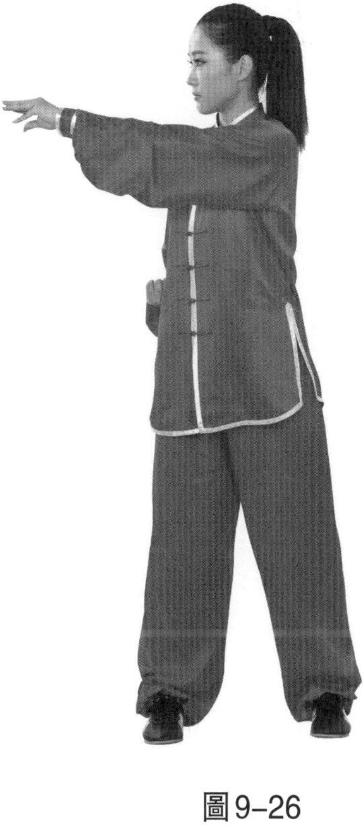

圖9–26

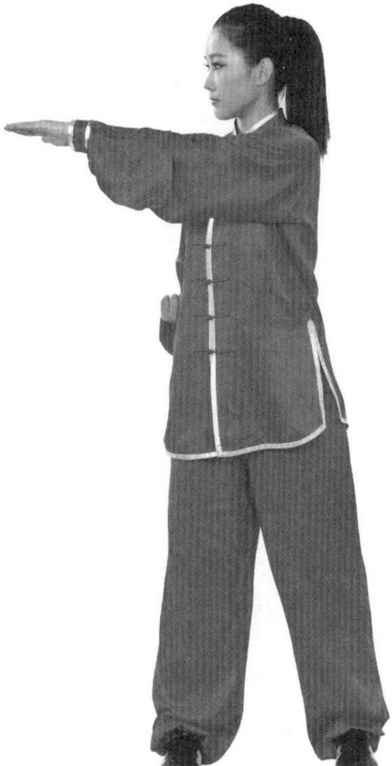

圖9–27

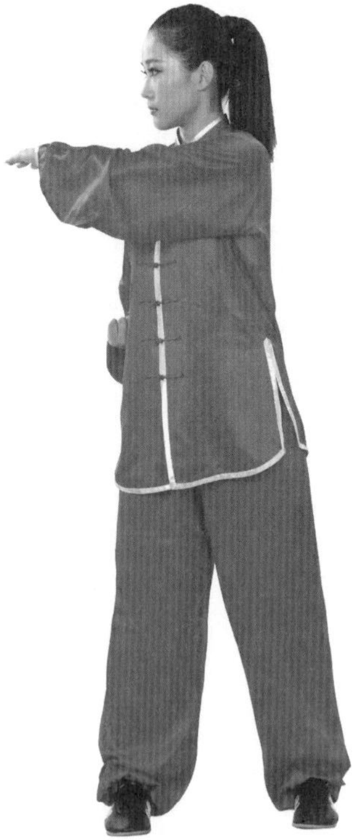

圖9–28

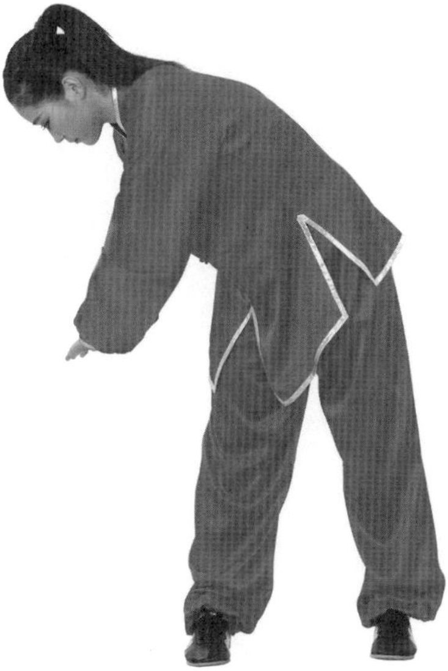

圖9–29

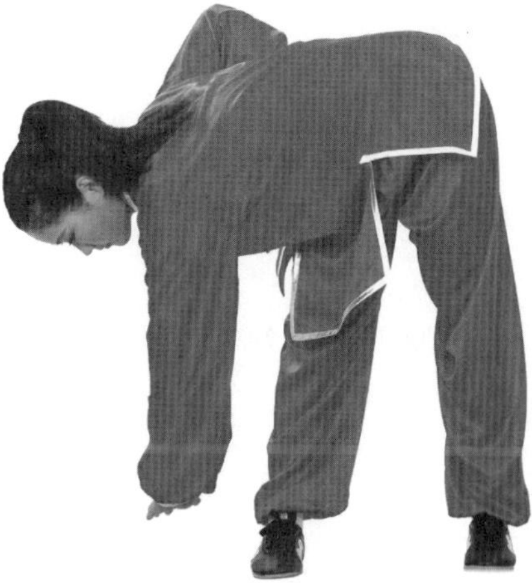

圖9–30

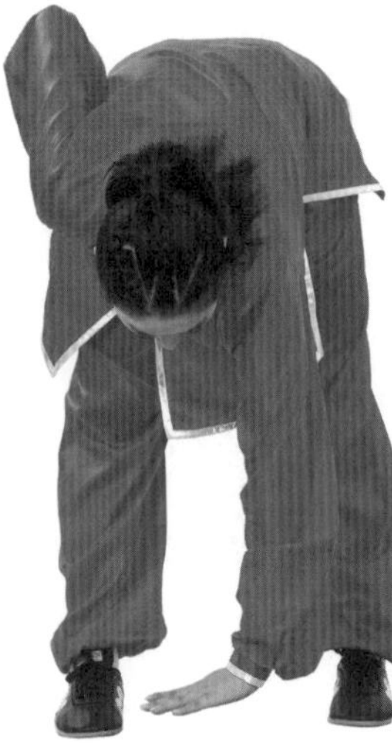

圖9-31

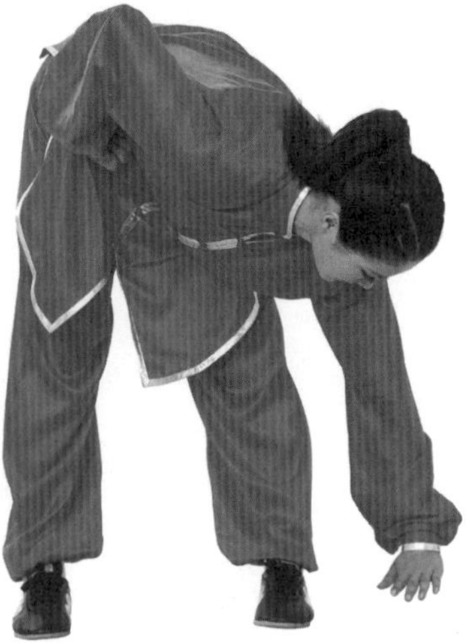

圖9-32

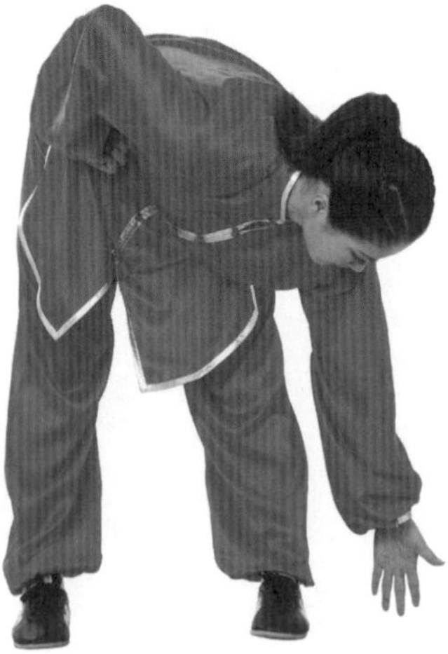

圖9-33

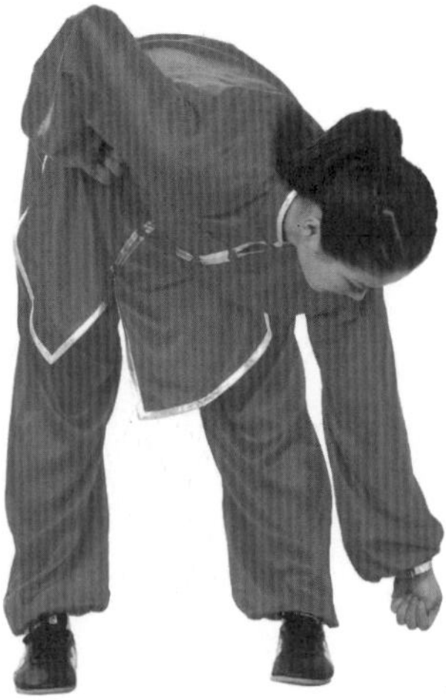

圖9-34

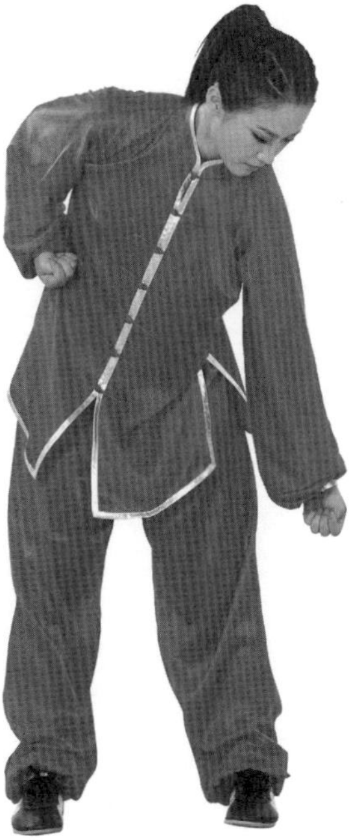

圖9-35

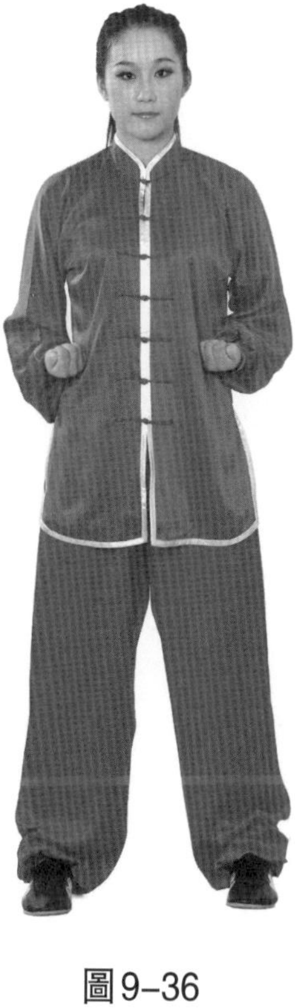

圖9-36

【要點】

1. 做「龍爪」時，五指不可彎曲，應將五指伸直、分開，拇指、食指、無名指、小指內收，力在「爪」心。

2. 伸臂探「爪」，下按畫弧，力注肩背，前俯動作幅度適宜，直膝。動作自然、協調，目隨「爪」走，意存「爪」心。

3. 年老和體弱者前俯下按或畫弧時，可根據自身狀況調整幅度。

十 臥虎撲食

【歌訣】

兩足分蹲身似傾，屈伸左右髖向更。

昂頭胸作探前勢，偃腰背還似砥平。

鼻息調元均出入，指尖著地賴支撐。

降龍伏虎神仙事，學得真形也衛生。

【練法】

1. 兩手握固於腰間章門穴不變。右腳尖內扣約45°，左腳收至右腳內側成丁步。同時，身體左轉約90°，目隨轉體視左前方。（圖10–1、圖10–2）

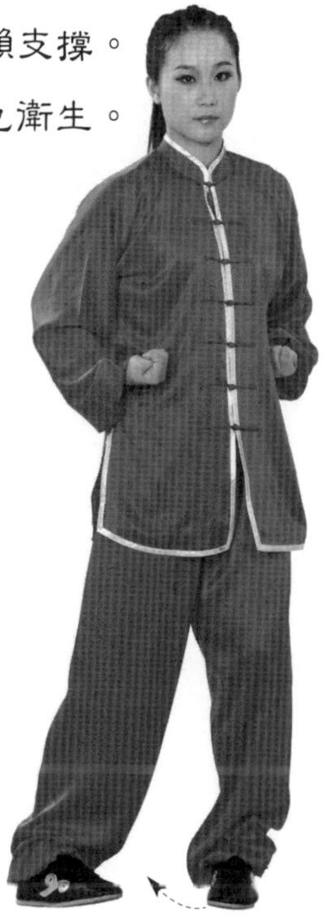

圖10–1

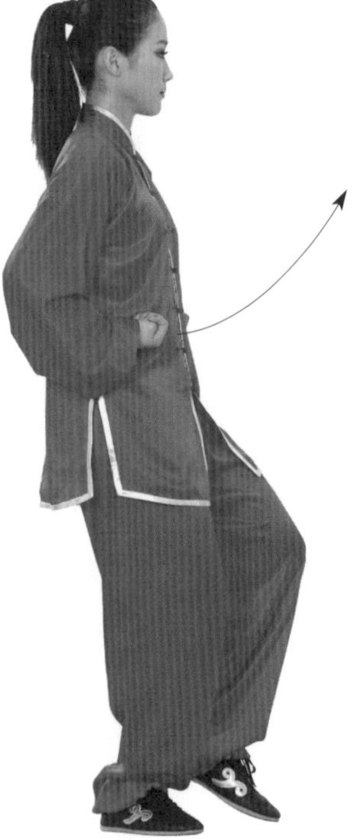

圖10-2

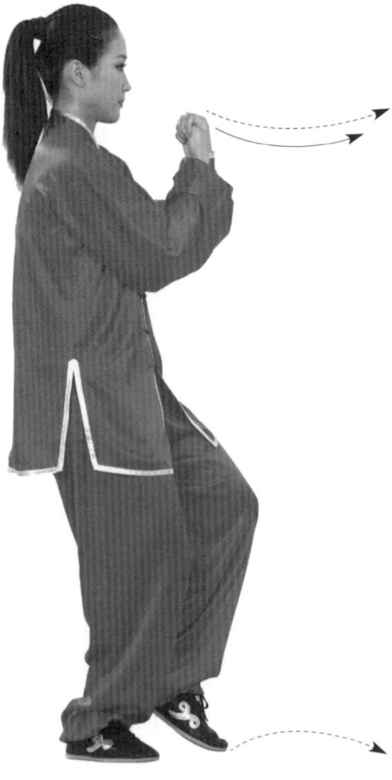

圖10-3

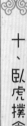

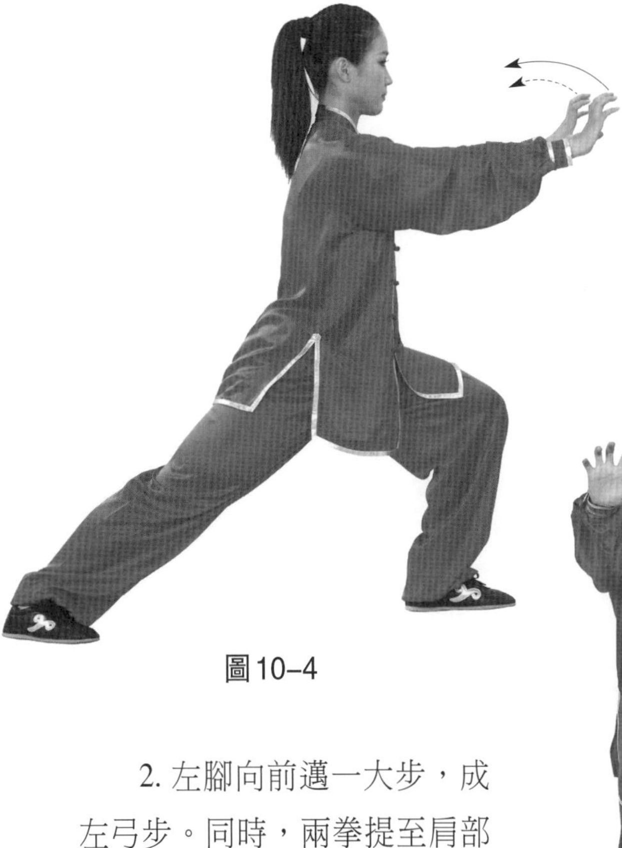

圖 10–4

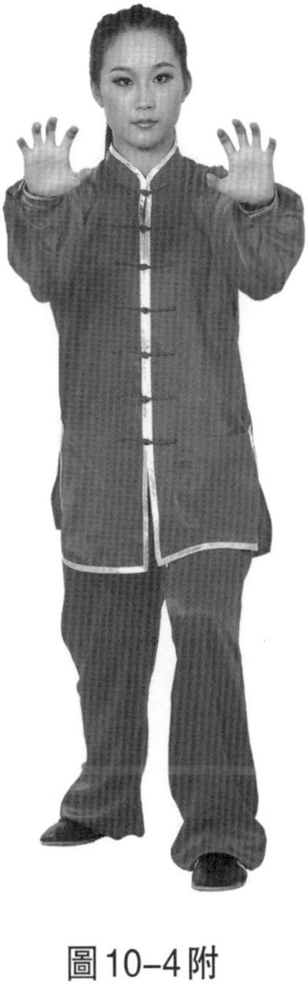

圖 10–4 附

2. 左腳向前邁一大步，成左弓步。同時，兩拳提至肩部雲門穴，並內旋變「虎爪」，向前撲按，如虎撲食，肘稍屈，爪高約與肩平。目視前方。（圖 10 3、圖 10–4、圖 10–4附）

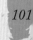

3. 軀幹由腰到胸逐節屈伸，重心隨之前後適度移動。同時，兩手隨軀幹屈伸向下、向後、向上、向前繞環一周。（圖 10–5～圖 10–7）

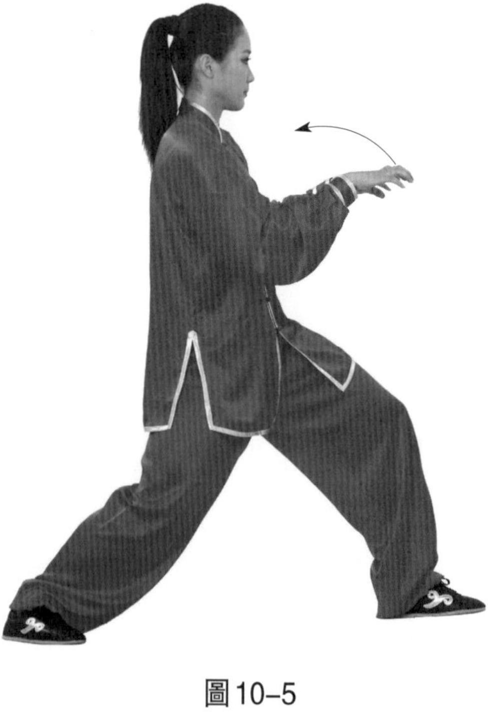

圖 10–5

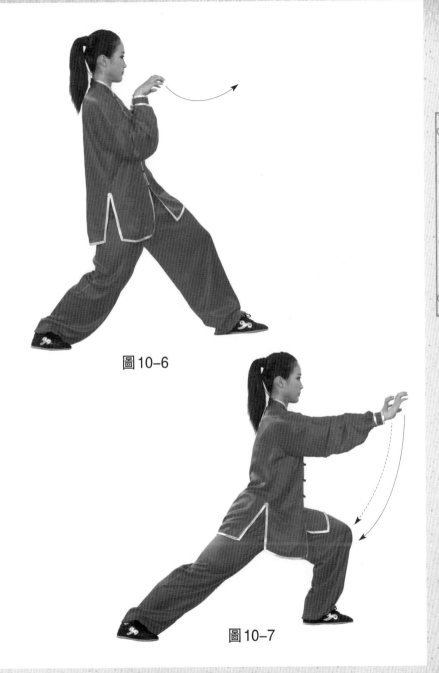

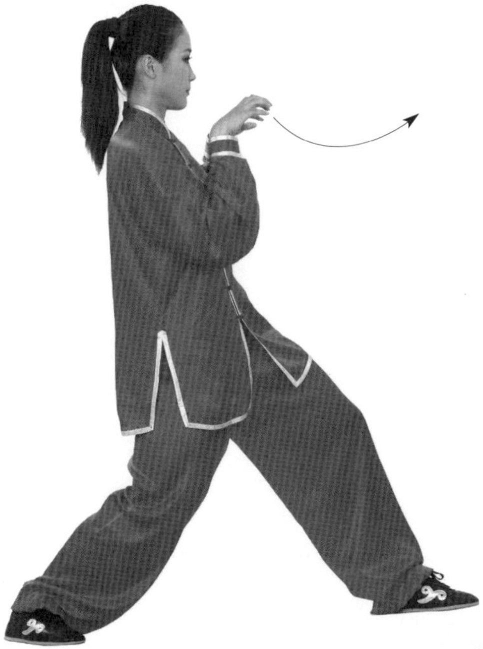

圖10–6

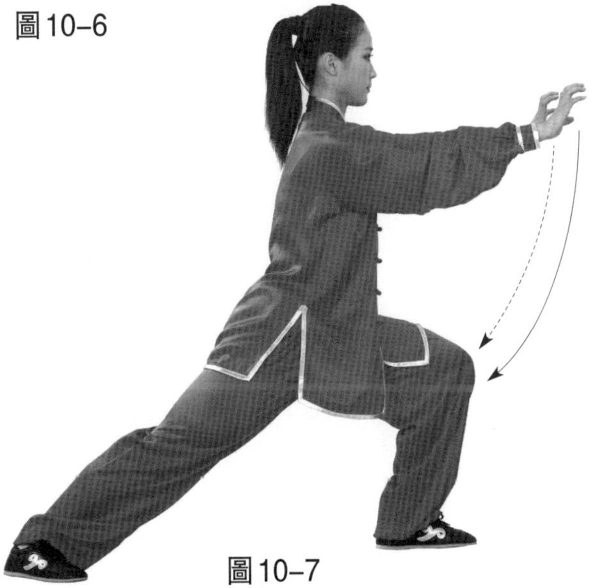

圖10–7

4. 隨後上體下俯，兩爪下按，十指著地。同時，後腿屈膝，腳趾著地，前腳跟稍抬起，隨後塌腰、挺胸、抬頭、瞪目。目視前上方。（圖10–8～圖10–10、圖10–10附）

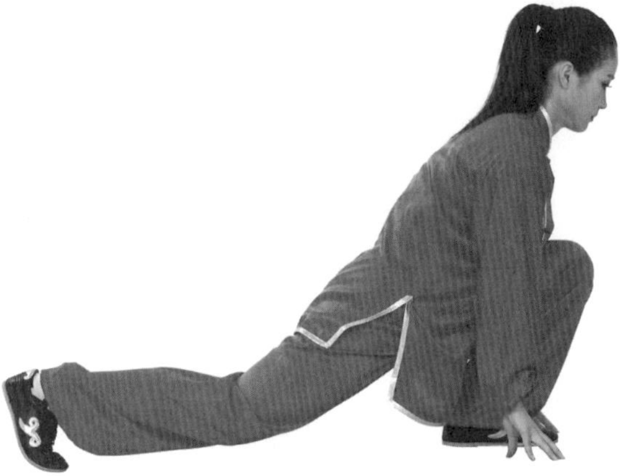

圖10–8

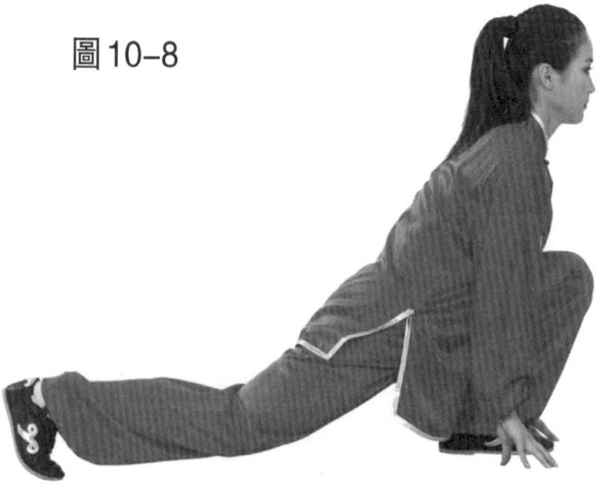

圖10–9

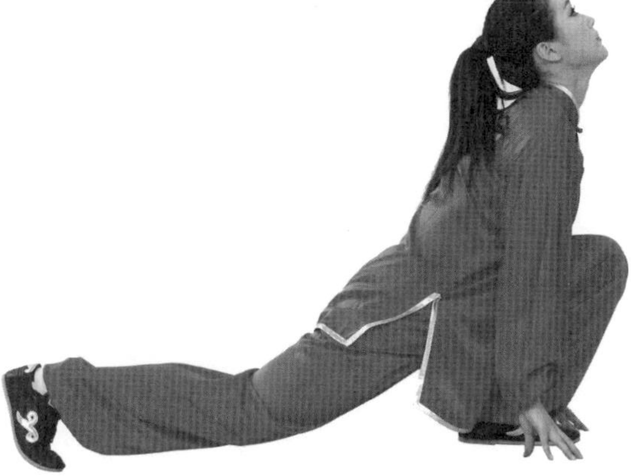

圖 10-10

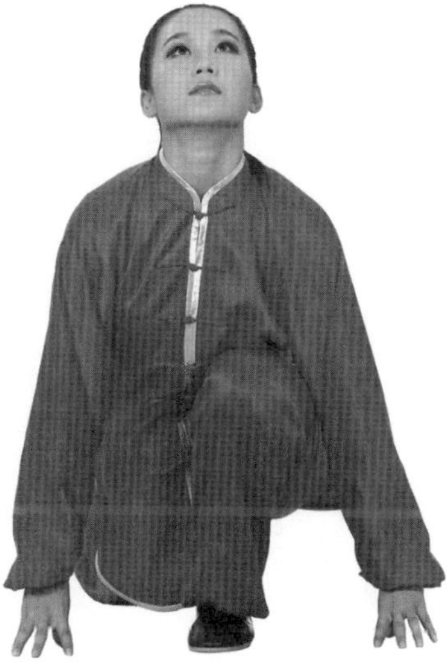

圖 10-10 附

5. 稍停片刻，雙掌逐次屈指成「握固」。（圖10–11～圖10–14）

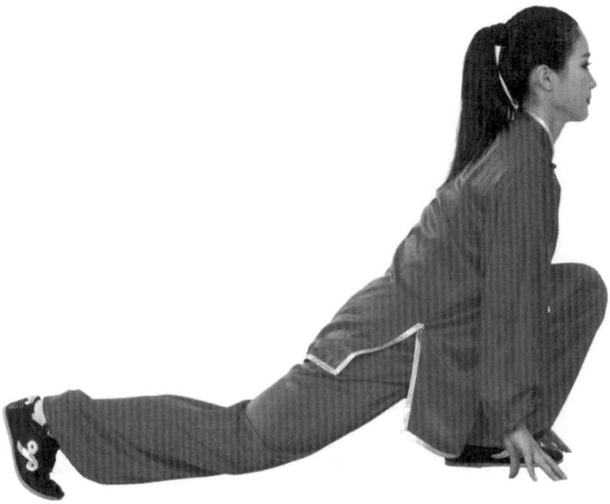

圖10–11

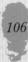

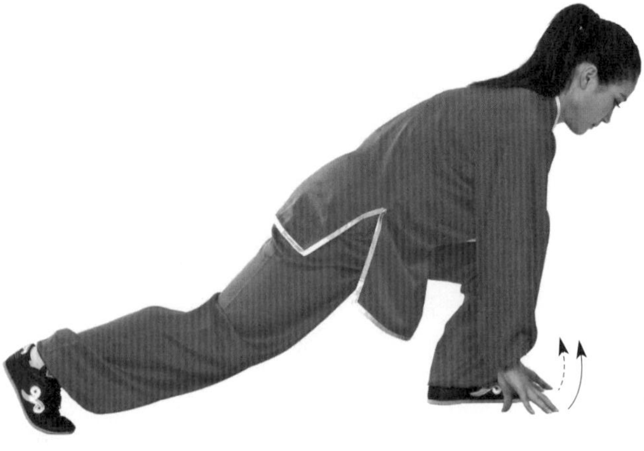

圖10–12

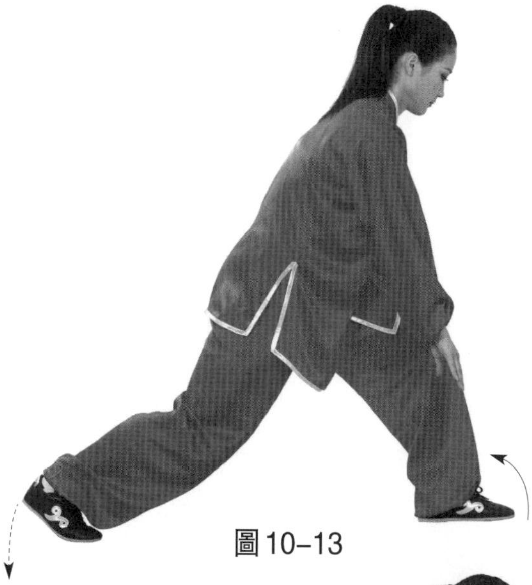

圖10-13

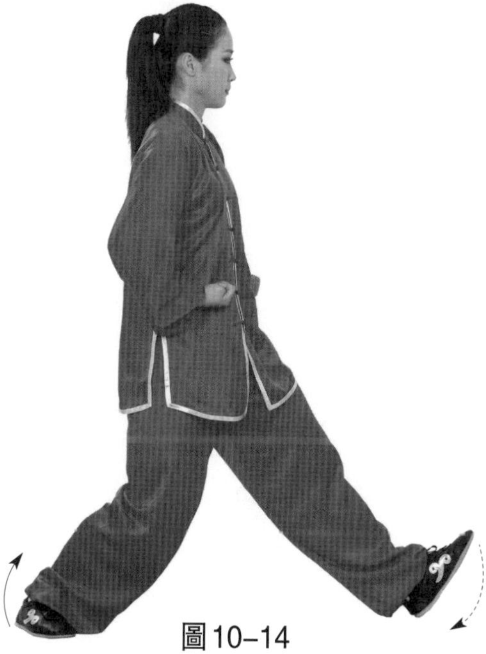

圖10-14

6. 上體右轉，左腳尖內扣約135°，身體向右轉約90°，右腳收至左腳內側成丁步。兩拳「握固」抱於章門穴處。目視前方。（圖10–15）

7. 接著，做右臥虎撲食勢，與左臥虎撲食勢動作相同，唯方向相反。（圖10–16～圖10–23）

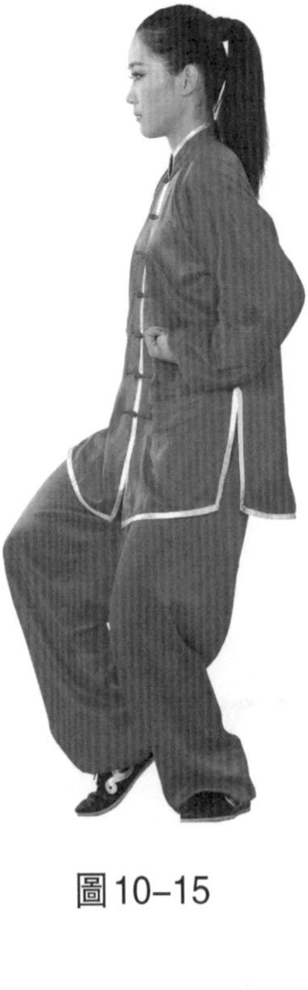

圖10–15

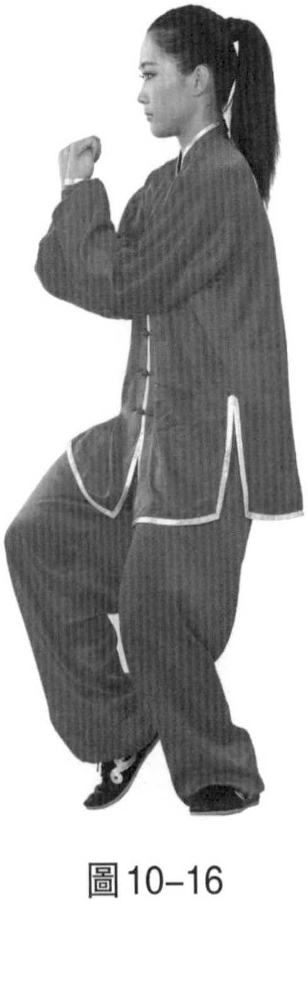

圖10–16

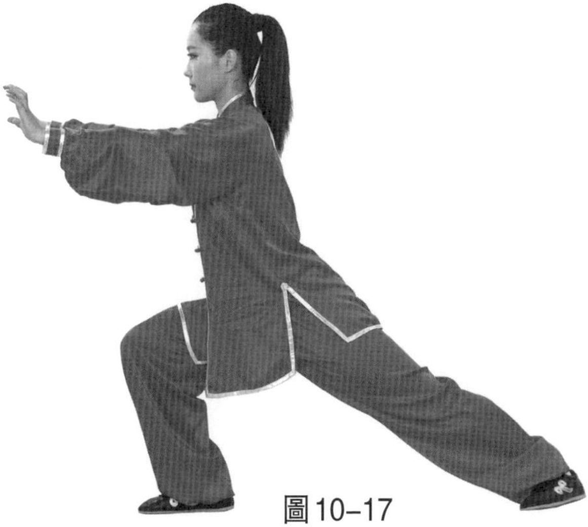

圖10–17

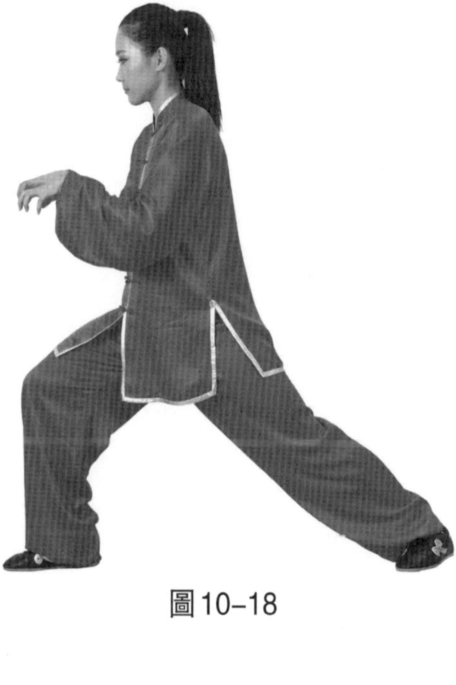

圖10–18

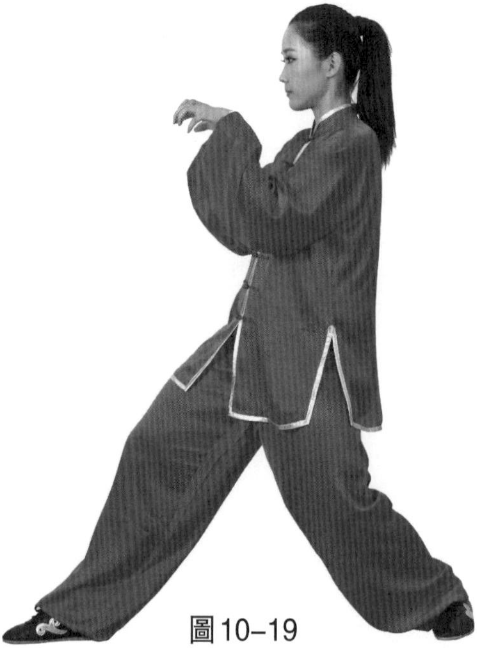

圖10-19

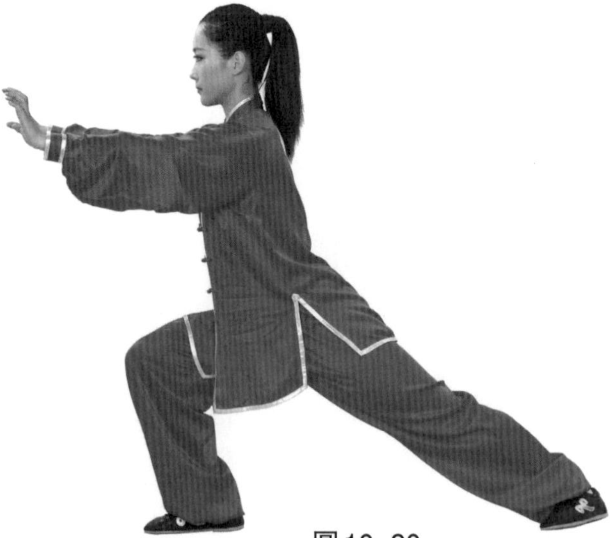

圖10-20

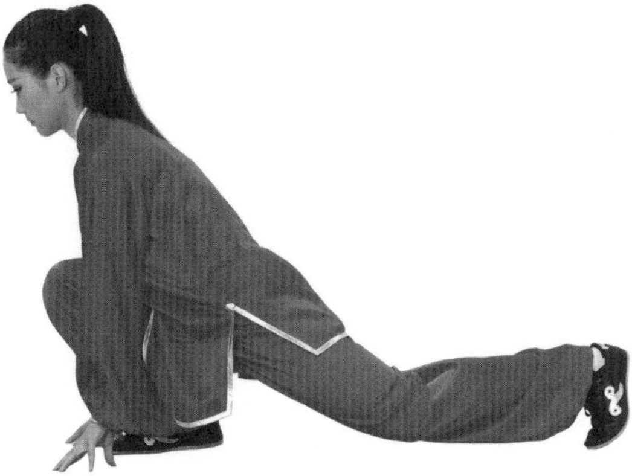

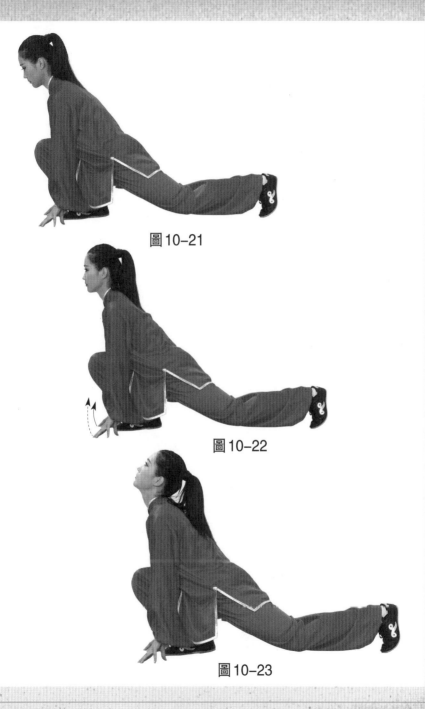

圖10-21

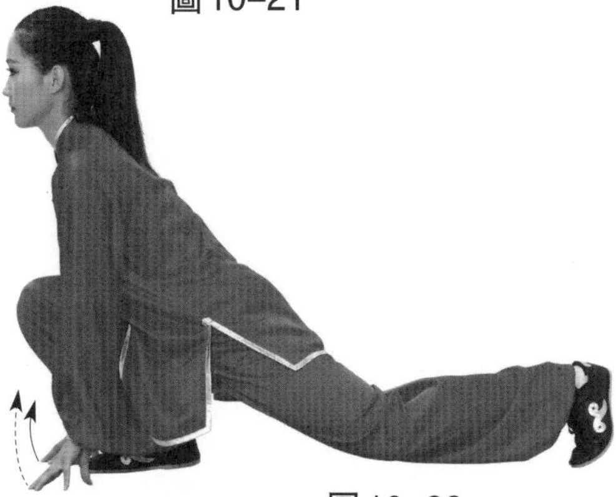

圖10-22

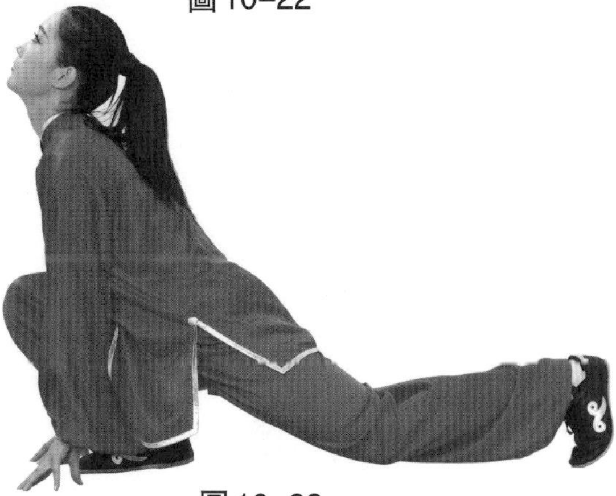

圖10-23

【要點】

1. 功勢中要求兩手「虎爪」十指伸展，下按著地時抬頭、挺胸、塌腰，其目的主要是使身體後仰，伸展胸腹，從而刺激任脈，暢通氣血，進而調理全身陰經之氣（傳統醫學認為「任脈為陰脈之海」），同時也可改善練習者腰腿部肌肉力量和柔韌性，起到強健腰腿的作用。

2. 在練習「臥虎撲食勢」時採用高、低兩種姿勢，主要是為了調整動作難度和練習強度，以適應不同年齡和身體狀況的練習者鍛鍊。

3. 動作姿勢較低，動作幅度較大，對下肢力量及關節靈活性等要求較高，特別是對兩手十指著地後的支撐能力要求較高，沒有一定的力量與靈活性是很難完成動作的。這種低姿勢的「臥虎撲食勢」，由於其動作難度較大，適合於中青年人以及身體健康的老年健身者練習。

4. 動作姿勢較高，由於動作幅度相對較小，對下肢力量及關節靈活性等要求不高，兩手十指不需要著地支撐，因而這種高姿勢的「臥虎撲食勢」動作難度較小，適合於年老體弱、下肢活動不方便者練習。

十一 打 躬

【歌訣】

兩手齊持腦，垂腰至膝間。

頭唯探胯下，口更齧牙關。

掩耳聰教塞，調元氣自閑。

舌尖還抵齶，力在肘雙彎。

【練法】

1. 兩掌自體側外展，虎口向上，掌尖向外。身向左轉，右腳裡收，成開立步，兩腳間距約與寬同寬。目視前方。（圖 11-1～圖 11-3）

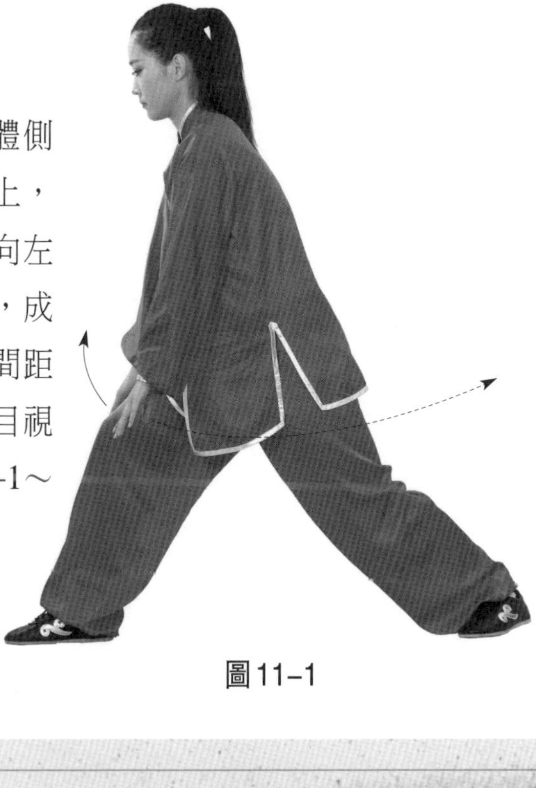

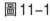

圖 11-1

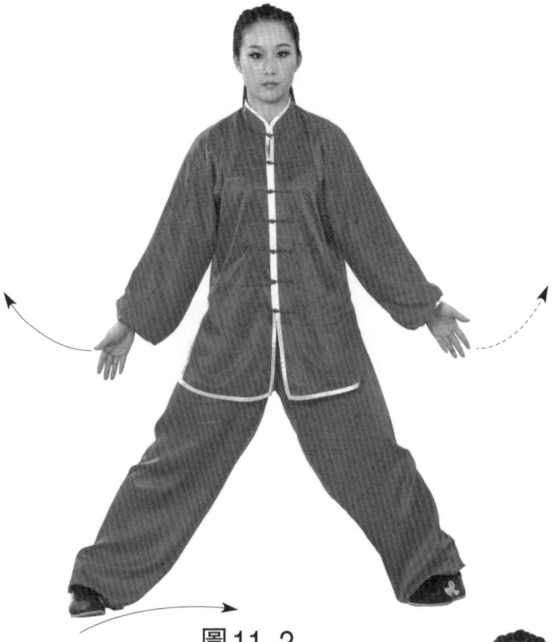

圖11-2

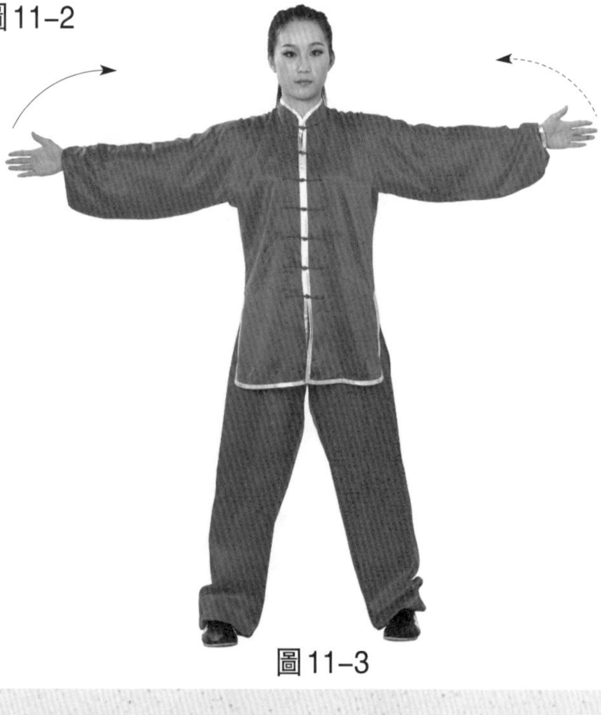

圖11-3

2. 兩掌至側平舉後，兩臂屈肘，兩掌向頭頂合攏，用掌心掩耳，十指扶按枕部，指尖相對。（圖11-4、圖11-5）

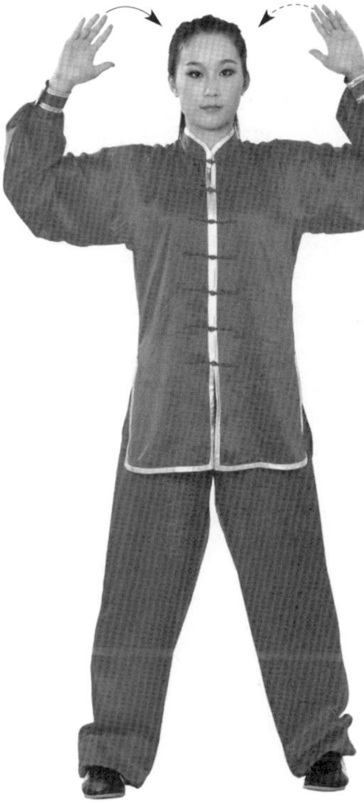

圖11-4

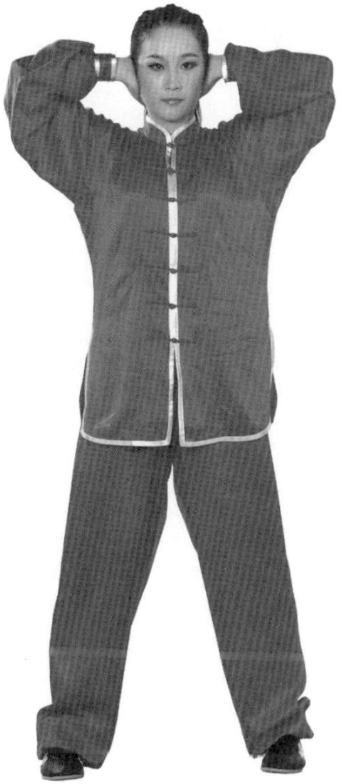

圖11-5

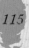

3. 以兩手食指彈撥中指擊打後腦枕部24次（鳴天鼓）。（圖11–6、圖11–6附）

4. 身體前俯由頭經頸椎、胸椎、腰椎、骶椎，由上向下逐節緩緩牽引前屈，兩腿伸直。目視腳尖，停留片刻。（圖11–7、圖11–8、圖11–8附）

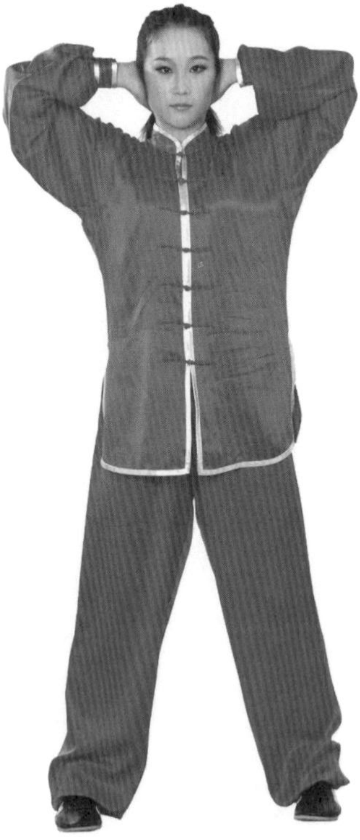

圖11–6

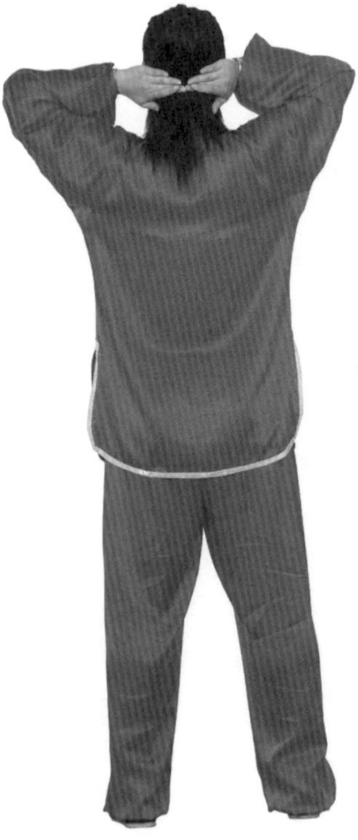

圖11–6附

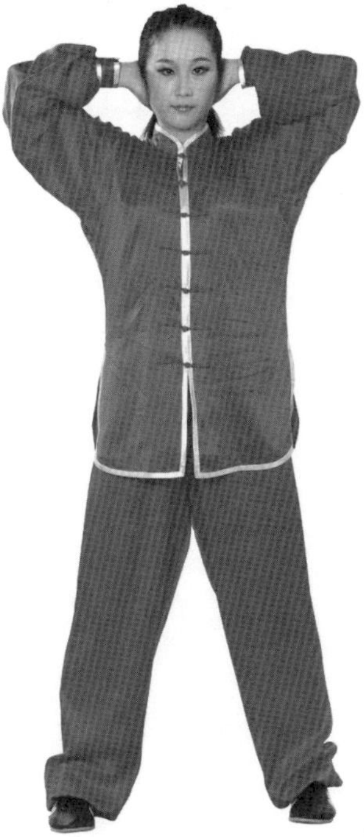

圖11-7

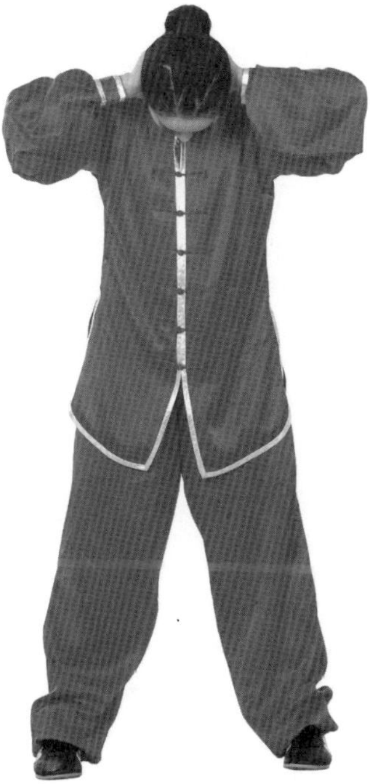

圖11-8

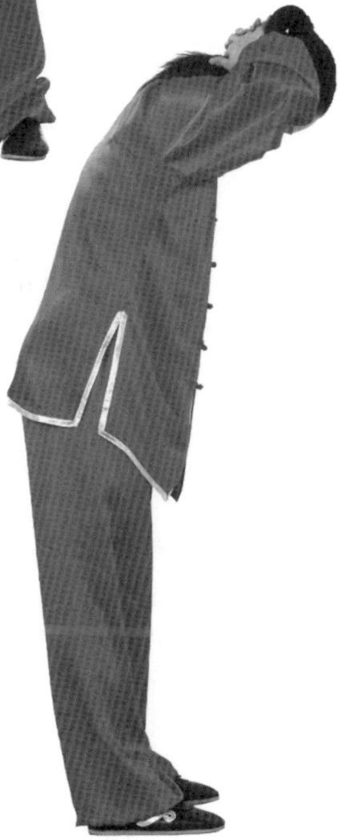

圖11-8附

5. 由骶椎至腰椎、胸椎、頸椎、頭，由下向上以此緩緩逐節伸直後成直立。同時，兩掌掩耳，十指扶按枕部，指尖相對。目視前方。（圖11-9）

重複上述動作3遍，逐漸加大身體前屈幅度，並稍停。

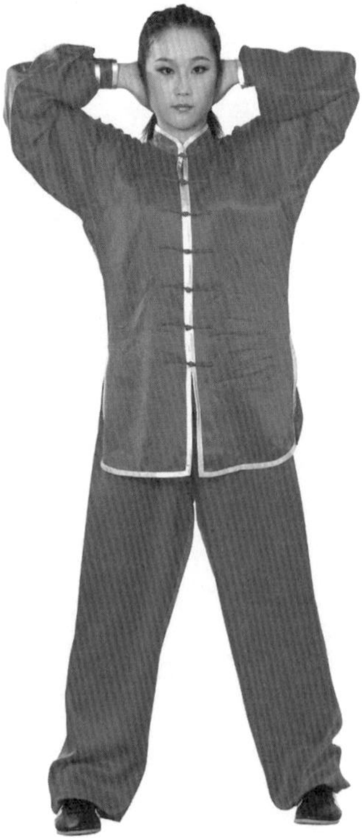

圖11-9

6. 第2遍前屈約90°。（圖11–10、圖11–10附）

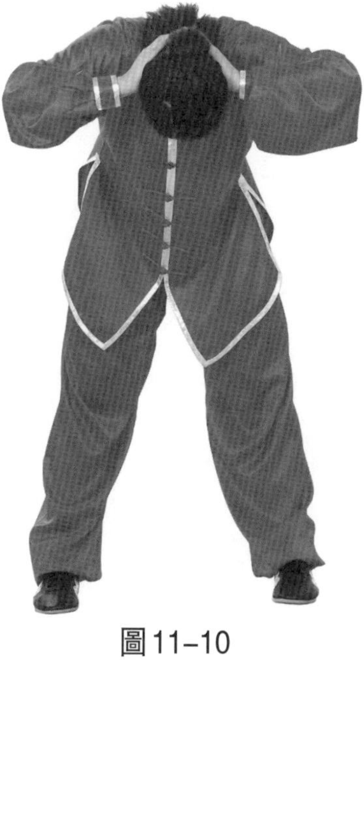

圖11–10

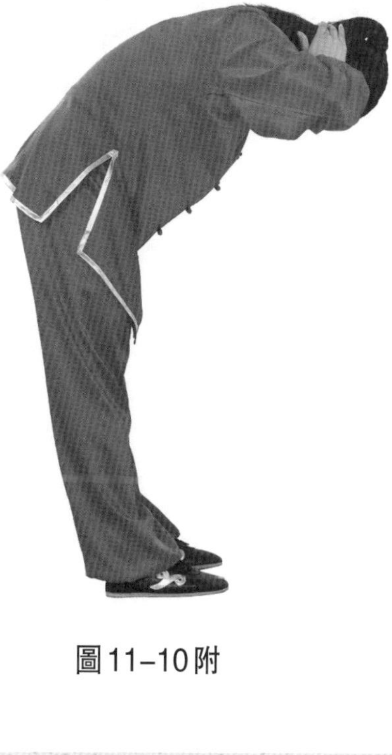

圖11–10附

7. 第3遍前屈大於90°。（圖11-11）

年老體弱者可分別前屈約30°、約40°、約90°。

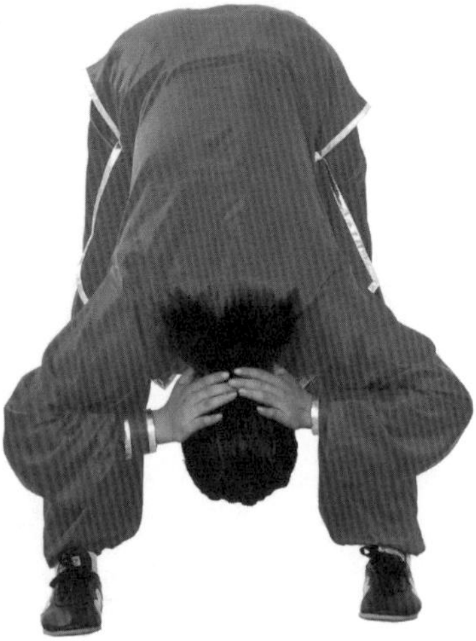

圖11-11

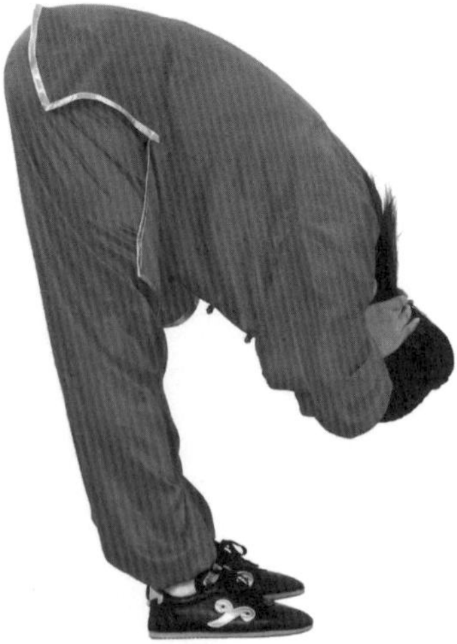

圖11-11附

【要點】

1. 在規定動作中，身體有三次前屈和伸展導引，但並非簡單的身體屈伸運動，它要求脊柱各關節分別做向上或向下的拔、拉運動。

2. 身體前屈時，要求從頭部開始下伸，依次拔伸頸椎、胸椎、腰椎、骶椎各關節，由上向下逐節緩慢地牽引，同時要求兩腿伸直。身體起身伸展時，首先將用力牽引的頭頸部位放鬆，然後再由骶椎開始依次向上，緩慢地牽拉腰椎、胸椎、頸椎各關節，直至身體伸直而成直立。

3. 在身體的前屈和前屈後的起身時，要注意每次屈伸時，掩耳的兩掌不要輔助用力，要由軀幹主動地牽拉屈伸。在身體前屈後起身前，用力牽引的頭頸部位要放鬆，隨後骶尾再做起身用力。此外，在重複第二、第三次的前屈之前，頭頸要放鬆後再做牽引用力。

十二 掉　尾

【歌訣】

膝直膀伸，推手至地。

瞪目仰頭，凝神一志。

【練法】

1. 接上勢，兩掌猛然拔離雙耳（拔耳）。（圖12-1）

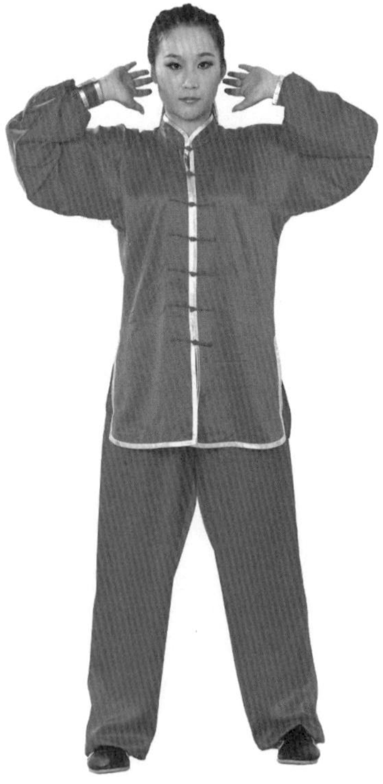

圖12-1

2. 兩掌轉腕，掌心向前，掌尖向上，手臂自然前伸，兩掌與肩同寬。目視前方。（圖12-2、圖12-3）

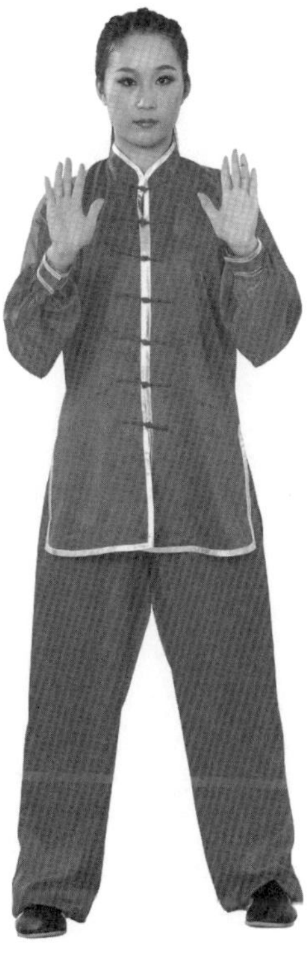

圖12-2

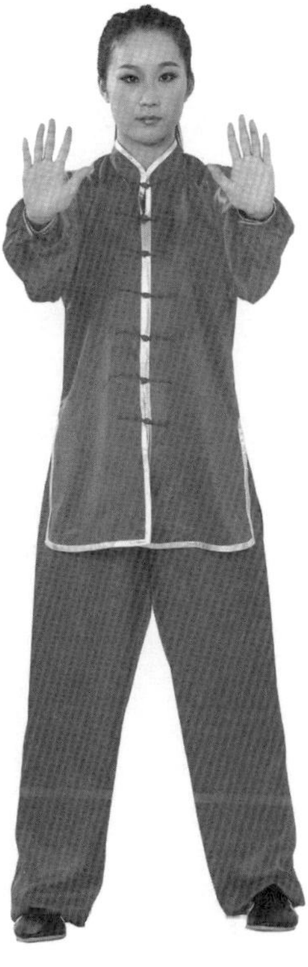

圖12-3

3. 兩掌轉腕，虎口向上，兩掌相對。（圖 12–4）

4. 十指交叉相握，掌心向內。（圖 12–5）

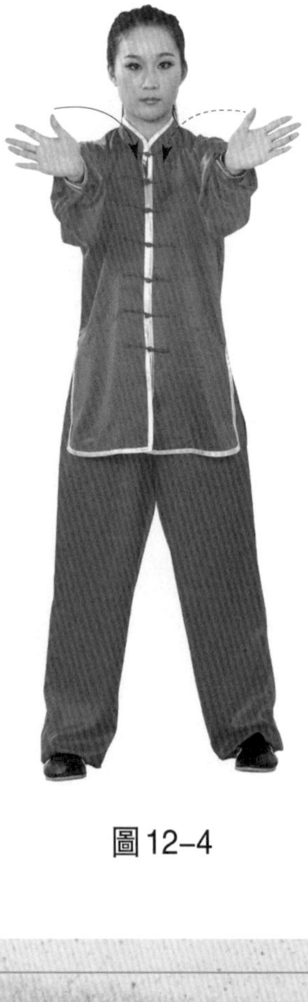

圖 12–4

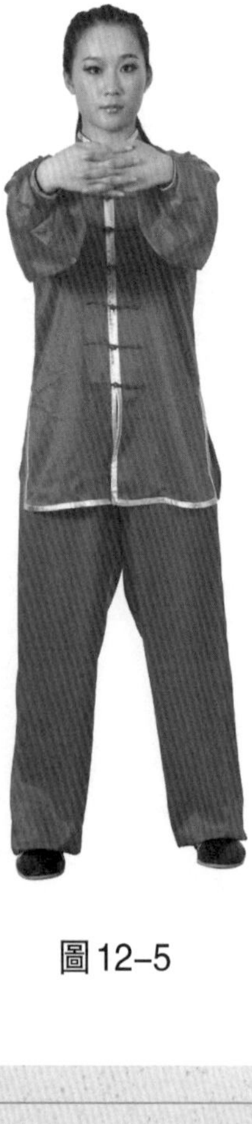

圖 12–5

5. 屈肘，翻掌前伸，掌心向前。（圖12-6、圖12-7）

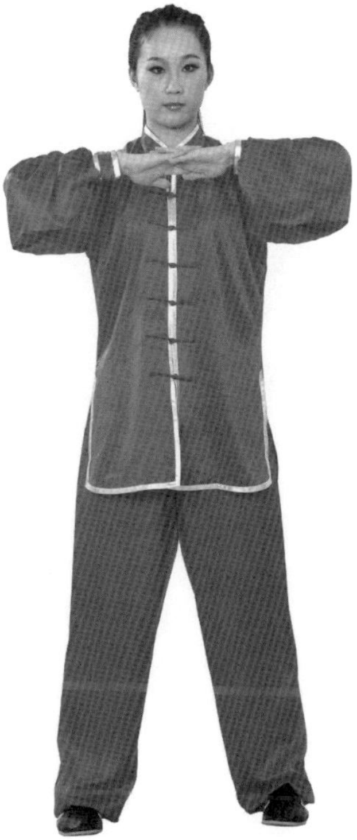

圖12-6

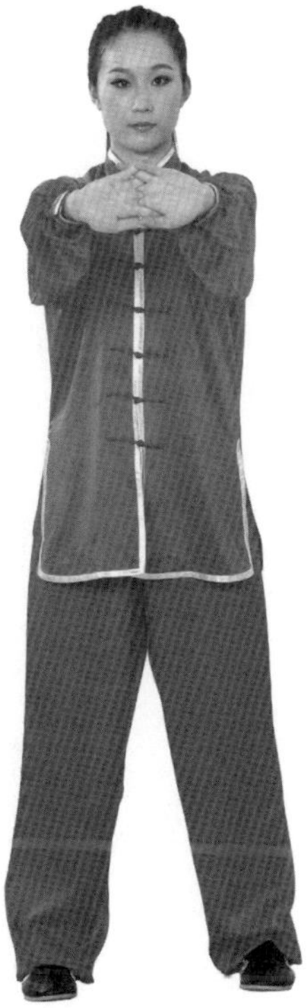

圖12-7

6. 然後屈肘，兩掌轉成掌心向下內收於胸前。接著，身體前屈、塌腰、抬頭，兩掌交叉緩緩下按。目視前方。（圖12–8～圖12–11）

年老和體弱者身體前屈，抬頭，兩掌緩緩下按至膝前即可。

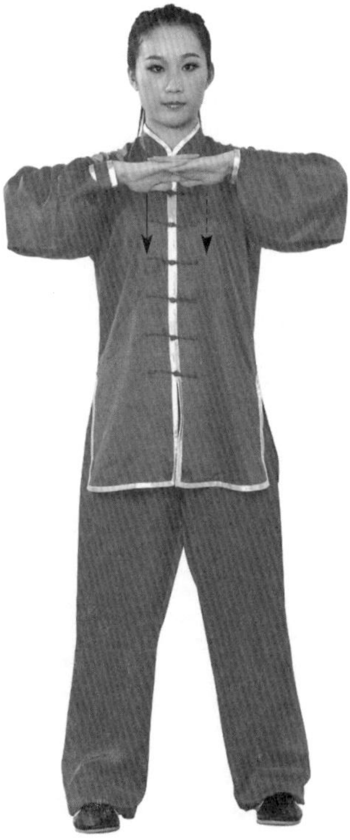

圖12–8

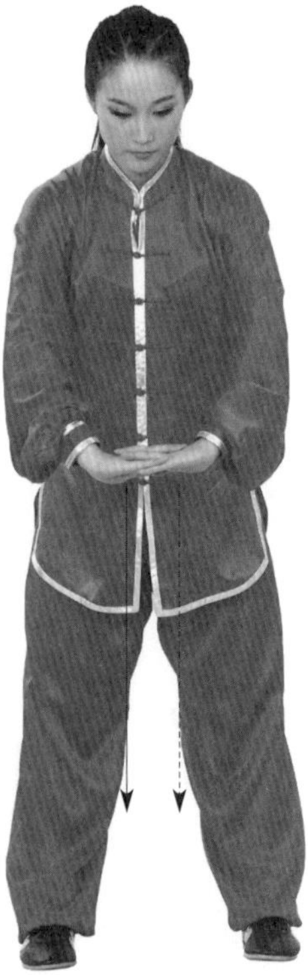

圖12–9

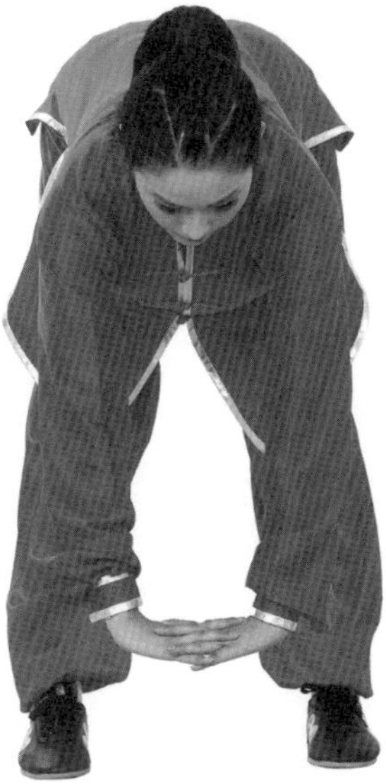

圖12-10

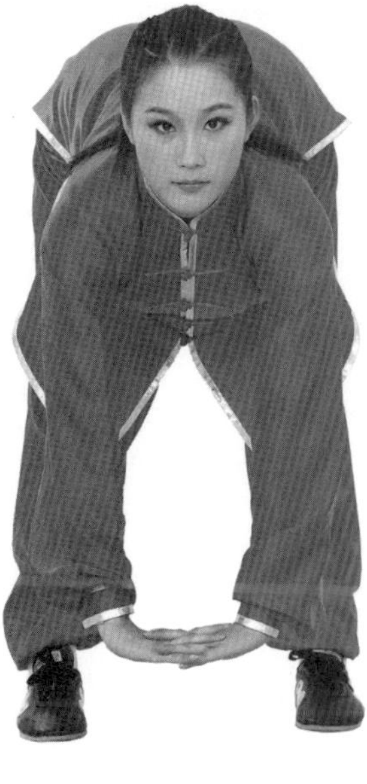

圖12-11

7. 頭向左後轉，同時，臀向左前扭動。目視尾閭（在尾骶骨末節）。（圖 12–12）

8. 兩掌十指交叉不動，放鬆還原至體前屈。（圖 12–13）

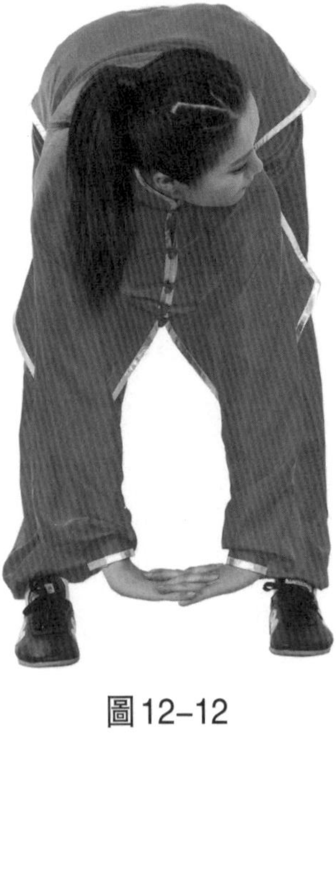

圖 12–12

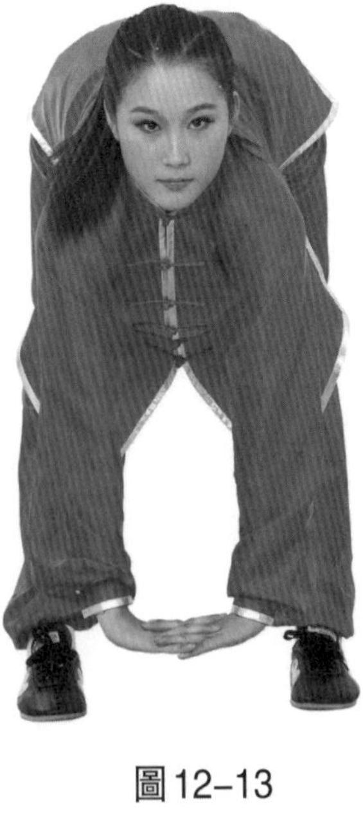

圖 12–13

9. 頭向右後轉，同時，臀向右前扭動。目視尾閭部。（圖12–14）

10. 兩掌十指交叉不動，放鬆還原至體前屈。（圖12–15）

重複上述動作3遍。

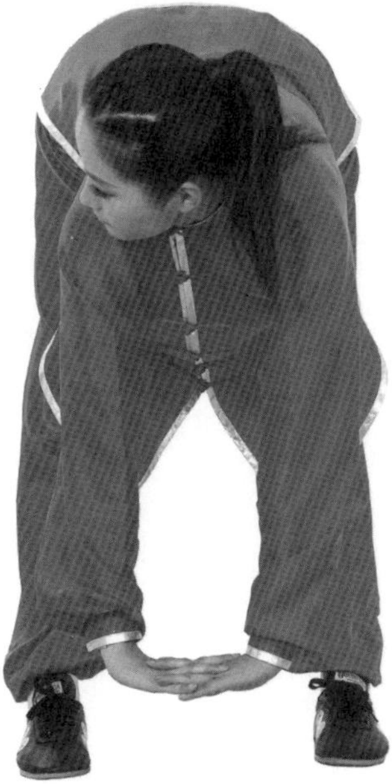

圖12–14

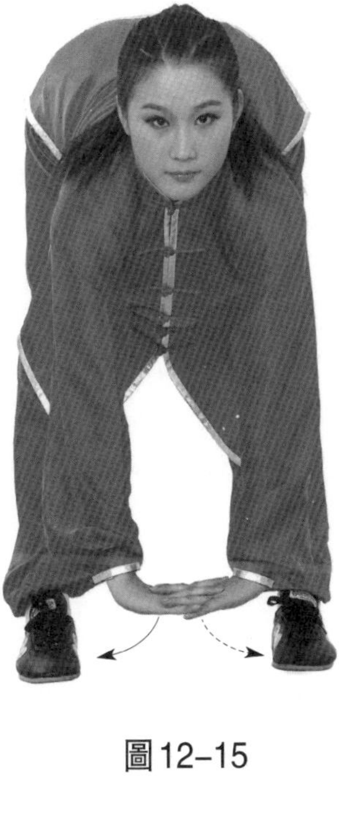

圖12–15

【要點】

1. 在此勢動作中，最困難的是要在身體充分前屈、雙掌下按的情況下左右搖擺。因而，肢體柔韌性特別好的練習者，一般能夠在雙掌觸地情況下，完成搖頭擺尾的動作；但對於那些缺乏鍛鍊，身體柔韌性不好的健身者來說，如果強求其在雙掌觸地的情況下做搖頭擺尾動作，就會導致手觸地後不能形成抬頭、挺胸、塌腰、翹臀的反弓姿勢，使腰背如同龜背一樣，不能完成軀幹的左右扭動，很難達到應有的健身效果。所以，「掉尾勢」動作不要只追求動作難度，動作幅度可靈活掌握，關鍵是要按照動作規範儘量完成整勢動作。

2. 高血壓、頸椎病患者和老年體弱者，頭部動作應小而輕緩。另外，應根據自身情況調整身體前屈和臀部扭動的幅度與次數。

十三 收　勢

【練法】

1. 兩掌十指鬆開，兩臂外旋，上體緩緩直立。同時，兩臂伸直、外展；至與脅平時，兩掌向前抱，虎口向上，十指略屈。（圖13–1、圖13–2）

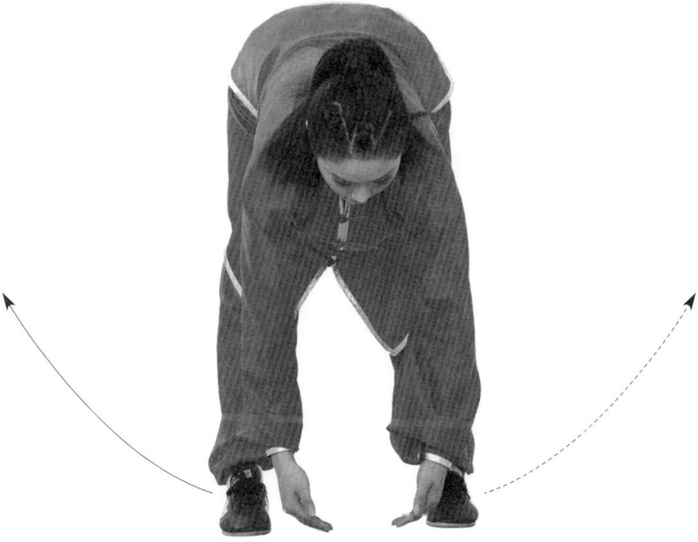

圖13–1

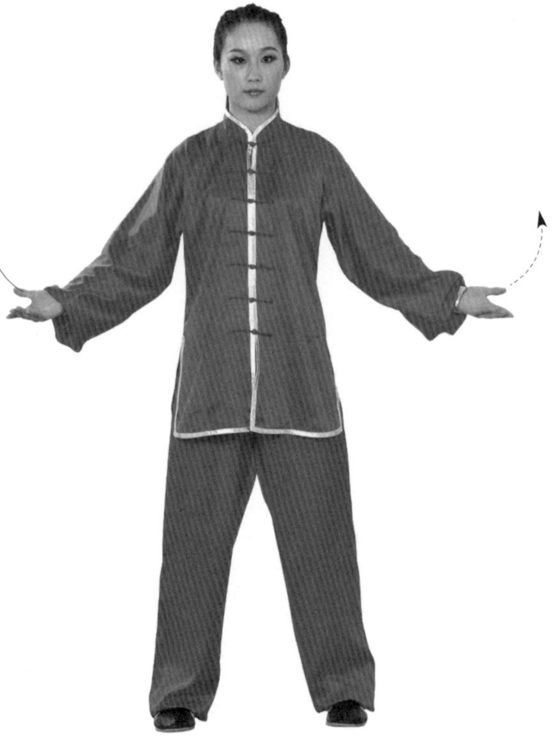

圖13–2

2. 接著，兩臂伸直外展成側平舉，掌心向上。隨後，兩臂上舉，肘微屈，掌心向下。目視前方。（圖13–3～圖13–5）

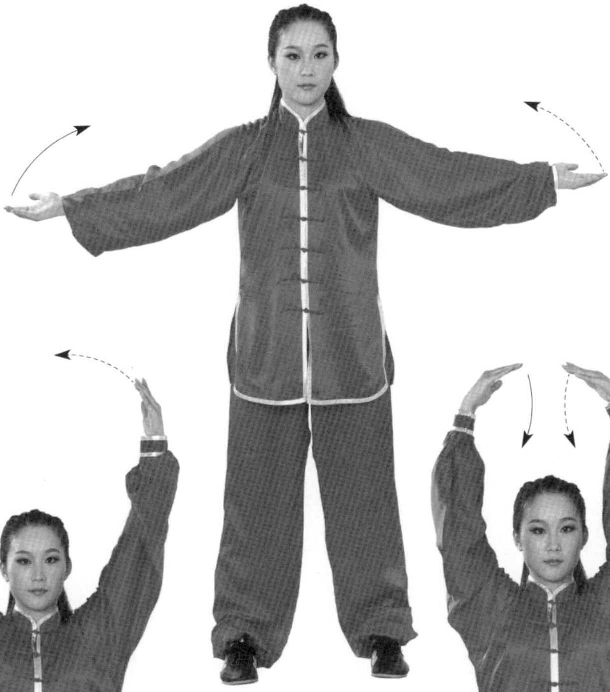

圖13–3

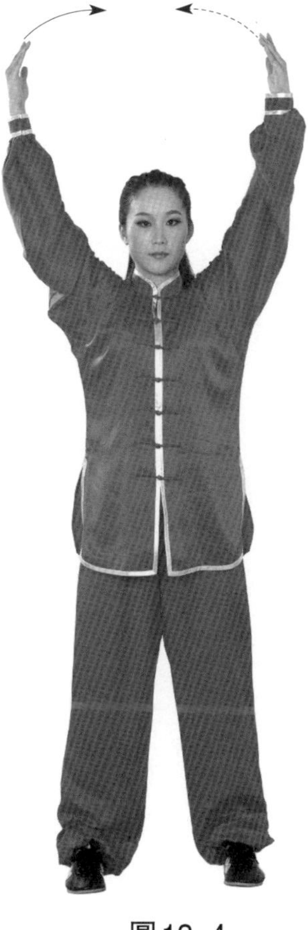

圖13–4

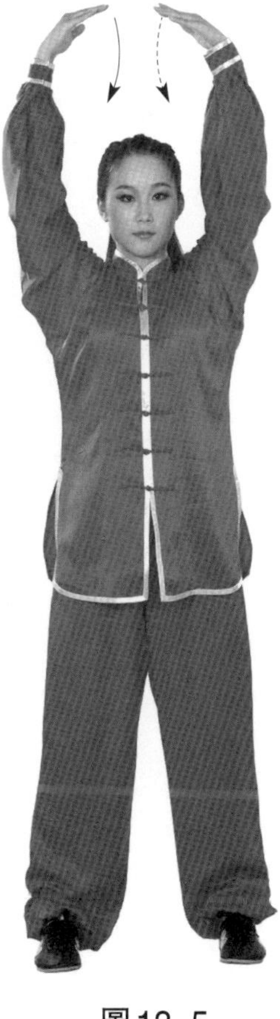

圖13–5

3. 鬆肩，屈肘，兩臂內收，兩掌經頭、面、胸前下引至腹部，掌心向下。（圖13–6、圖13–7）

重複上述動作3遍。

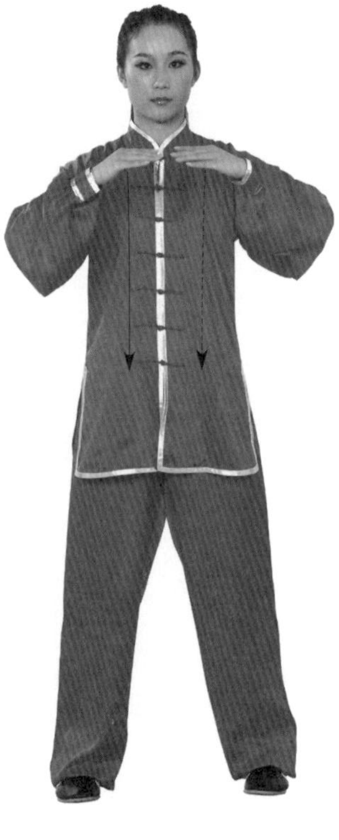

圖13–6

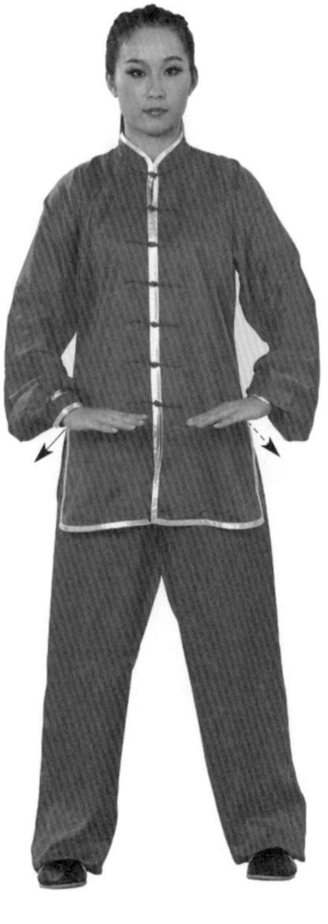

圖13–7

4. 兩掌放鬆還原，自然垂於體側。（圖13–8）

5. 左腳收回，併步正身站立。全身放鬆。全功收勢。（圖13–9）

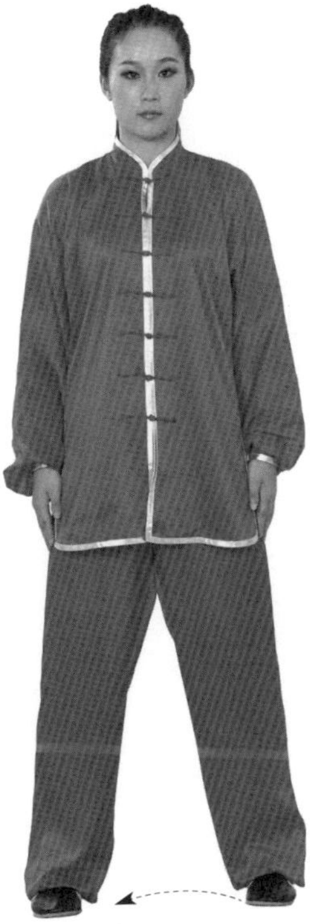

圖13–8

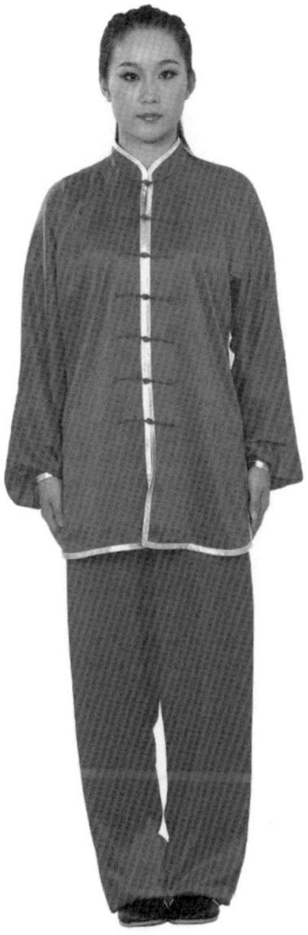

圖13–9

【要點】

1. 第一、二次雙掌下引至腹部以後，意念繼續下引，經湧泉穴入地。最後一次則意念隨雙手下引至腹部稍停。

2. 下引時，兩臂勻速緩緩下行。

3. 湧泉穴，在足底第二、三骨之間。簡易取位法：足底人字紋頂端的凹陷處。

彩色圖解太極武術

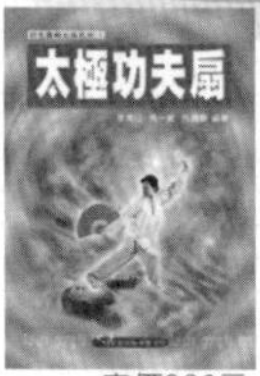

定價220元

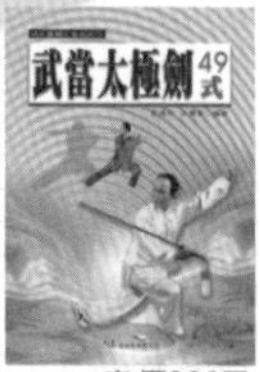

定價220元

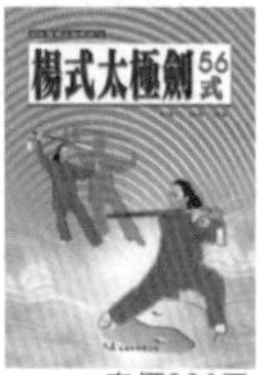

定價220元

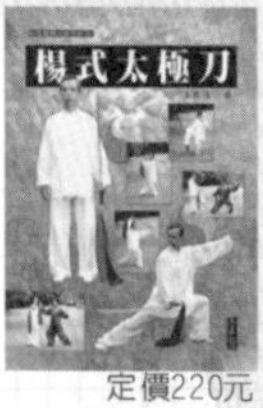

定價220元

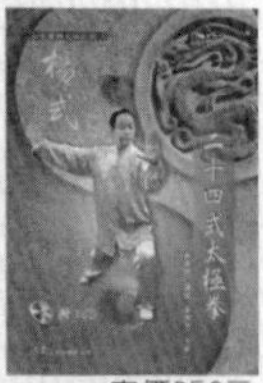

定價350元

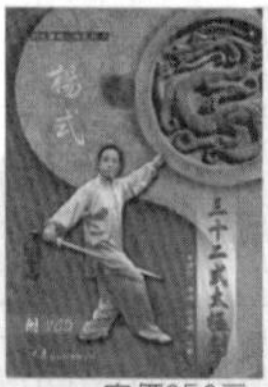

定價350元

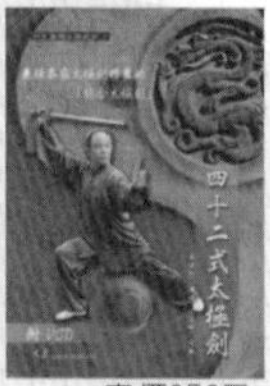

定價350元

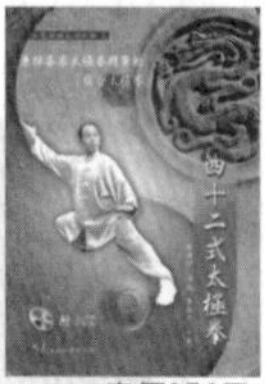

定價350元

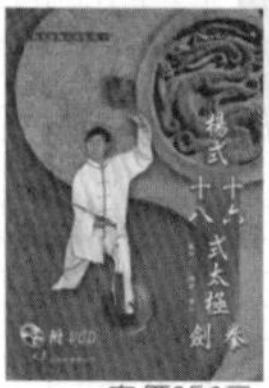
定價350元

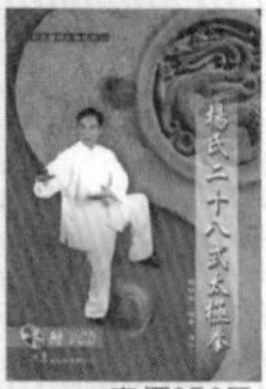

定價350元

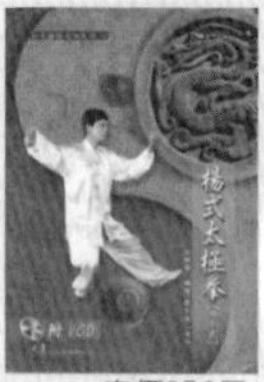

定價350元

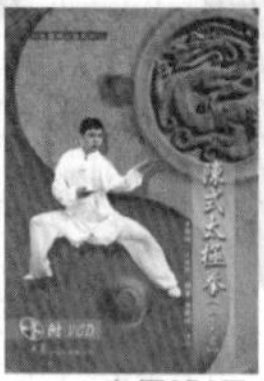

定價350元

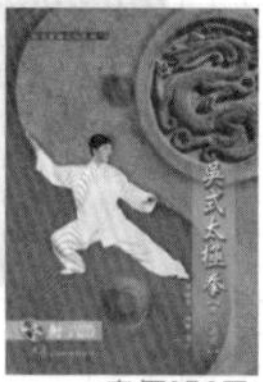

定價350元

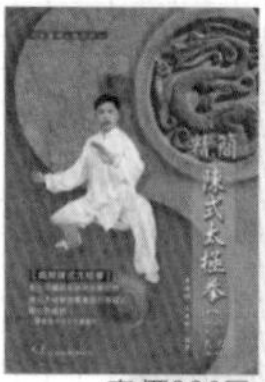

定價220元

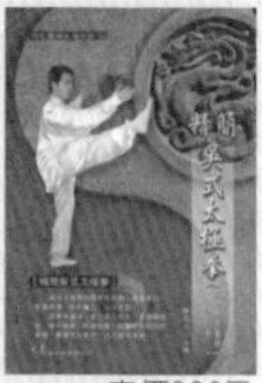

定價220元

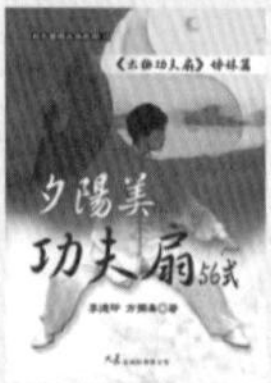

定價220元

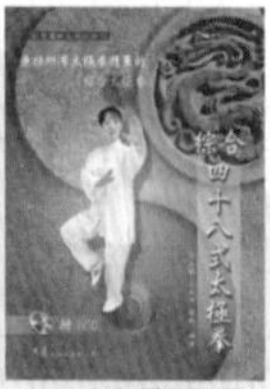

定價350元

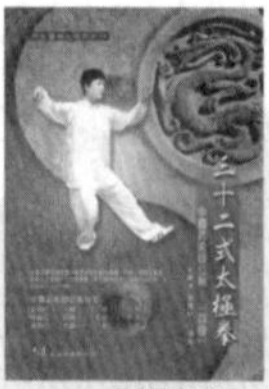

定價220元

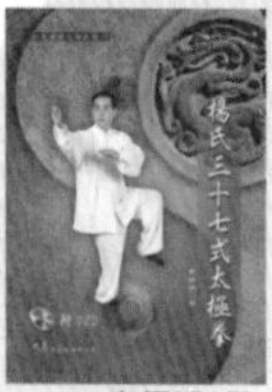

定價350元

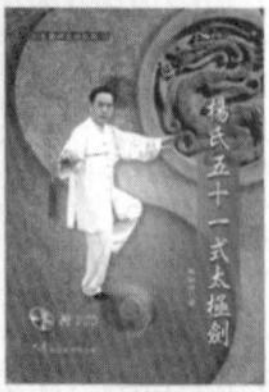

定價350元

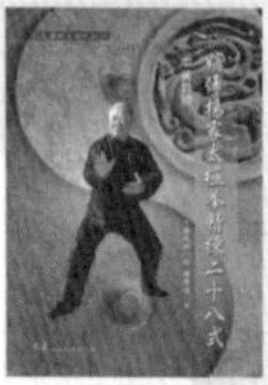
定價220元

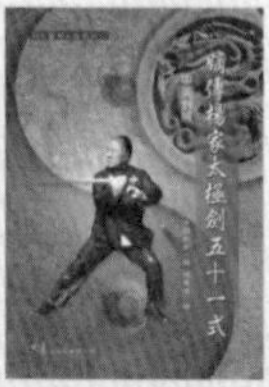

定價220元

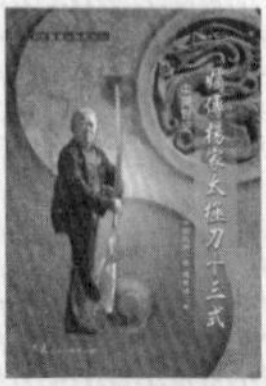

定價220元

養生保健 古今養生保健法 强身健體增加身體免疫力

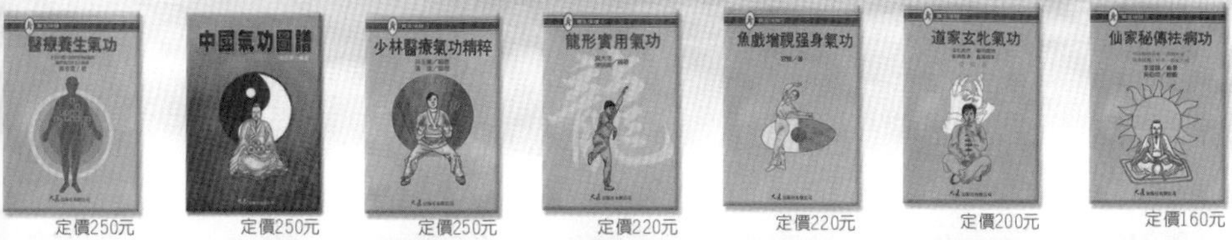
醫療養生氣功
中國氣功圖譜
少林醫療氣功精粹
龍形實用氣功
魚戲增視強身氣功
道家玄牝氣功
仙家秘傳袪病功

定價250元 定價250元 定價250元 定價220元 定價220元 定價200元 定價160元

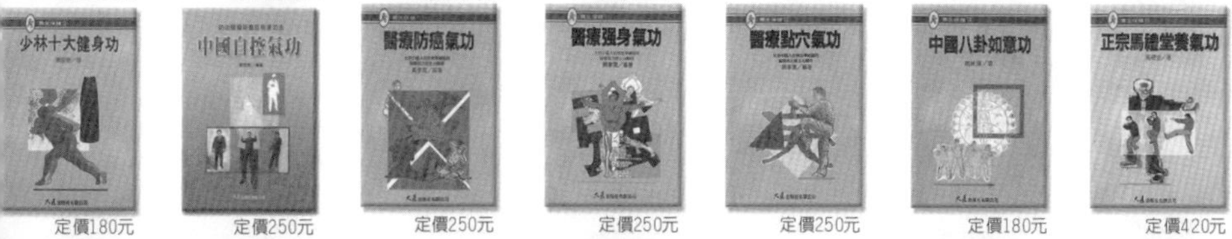
少林十大健身功
中國自控氣功
醫療防癌氣功
醫療強身氣功
醫療點穴氣功
中國八卦如意功
正宗馬禮堂養氣功

定價180元 定價250元 定價250元 定價250元 定價250元 定價180元 定價420元

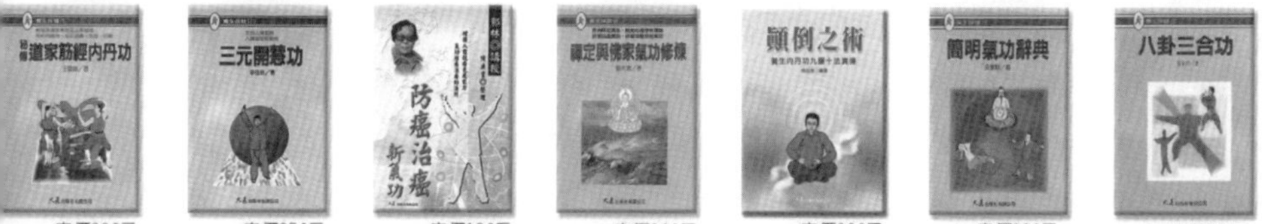
秘傳道家筋經內丹功
三元開慧功
防癌治癌新氣功
禪定與佛家氣功修煉
顛倒之術
簡明氣功辭典
八卦三合功

定價300元 定價250元 定價180元 定價200元 定價360元 定價360元 定價230元

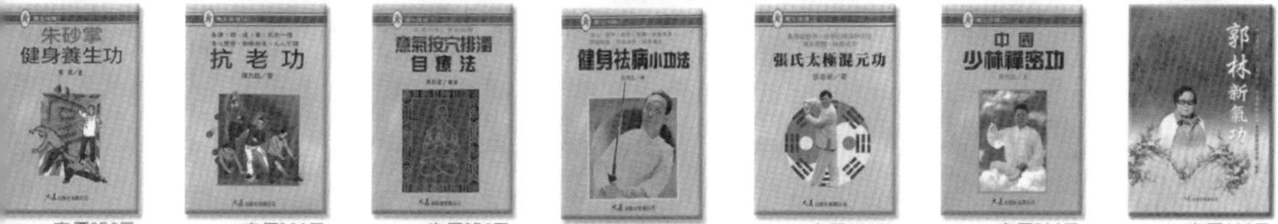
朱砂掌健身養生功
抗老功
意氣按穴排濁自療法
健身祛病小功法
張氏太極混元功
中國少林禪密功
郭林新氣功

定價250元 定價230元 定價250元 定價200元 定價250元 定價200元 定價400元

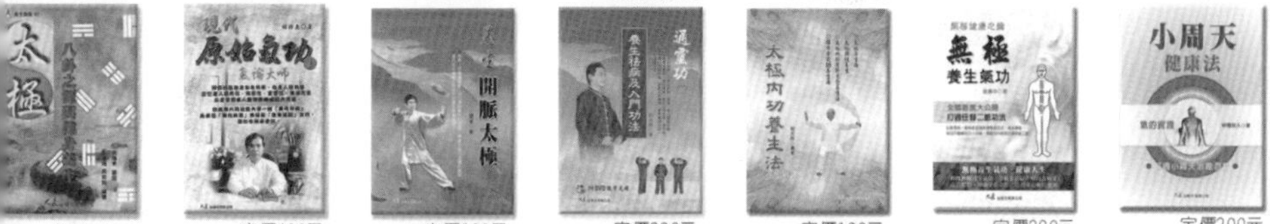
太極
現代原始氣功
開脈太極
通靈功
太極內功養生法
無極養生氣功
小周天健康法

定價280元 定價400元 定價300元 定價300元 定價180元 定價200元 定價200元

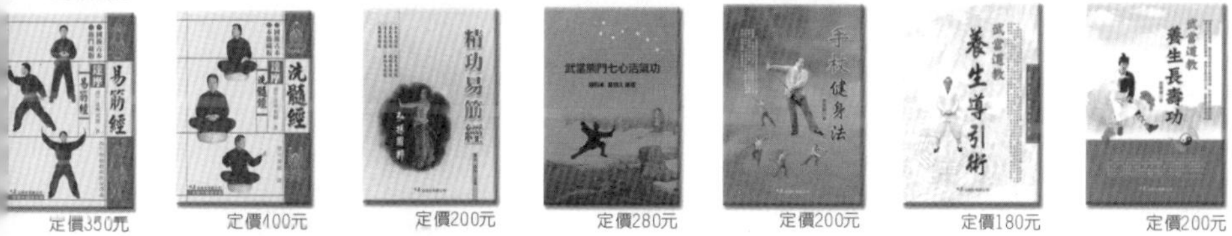
易筋經
洗髓經
精功易筋經
武當禪門七心活氣功
手杖健身法
武當道教 養生導引術
武當道教 養生長壽功

定價350元 定價400元 定價200元 定價280元 定價200元 定價180元 定價200元

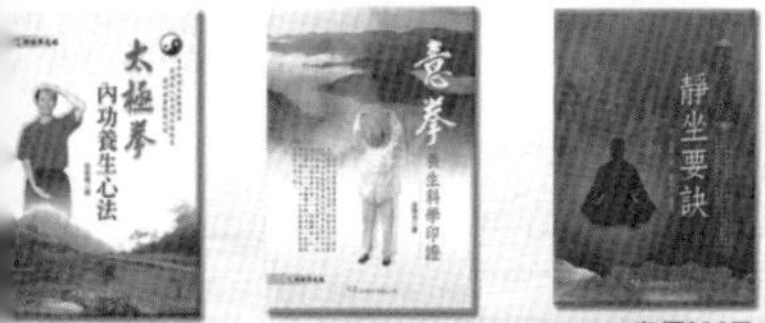
太極拳內功養生心法
意拳
靜坐要訣

定價280元 定價280元 定價200元

休閒保健叢書

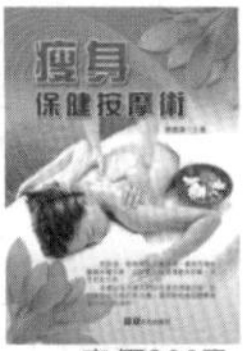

定價200元

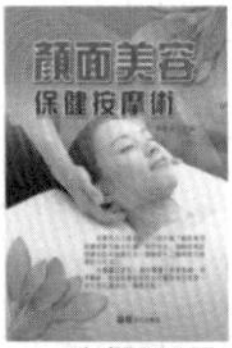

定價200元

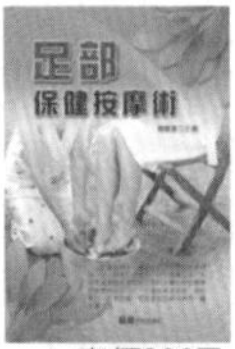

定價200元

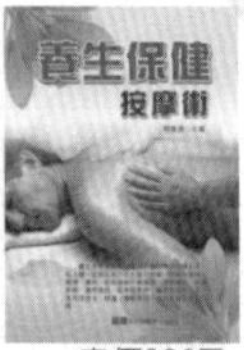

定價280元

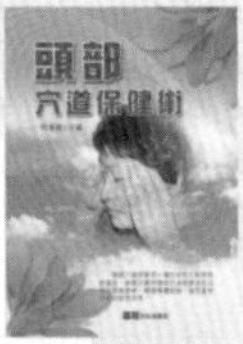

定價180元

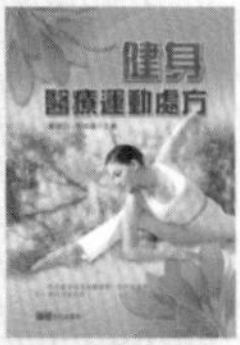

定價230元

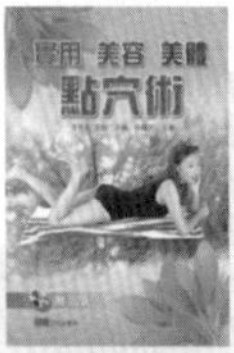

定價350元

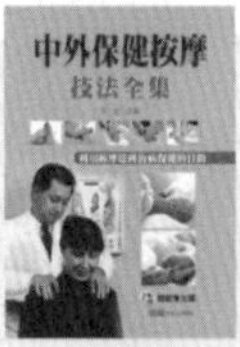

定價550元

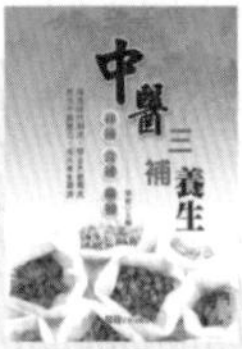

定價300元

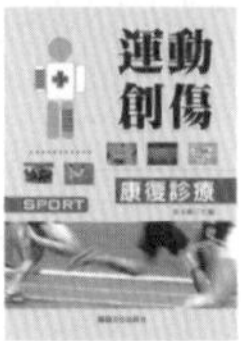

定價550元

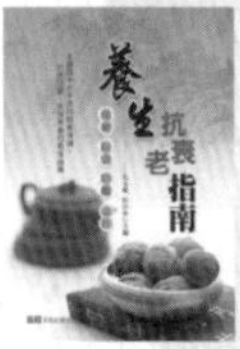

定價350元

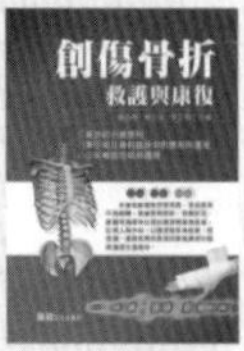

定價220元

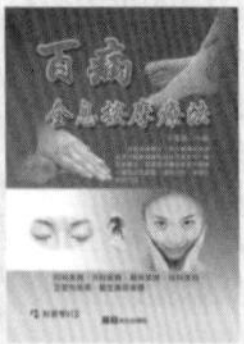

定價500元

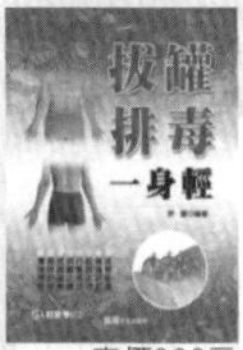

定價330元

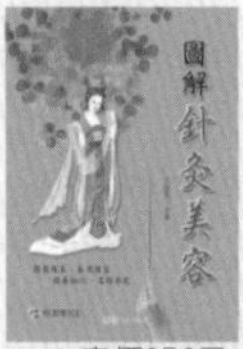

定價350元

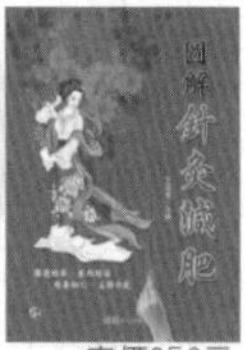

定價350元

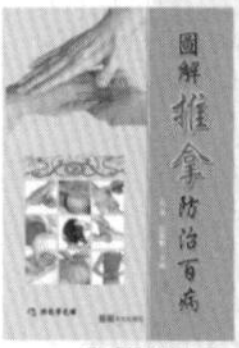

定價350元

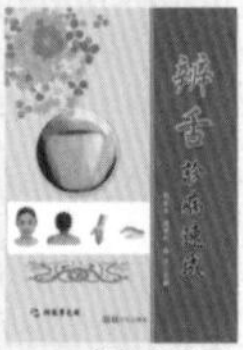

定價330元

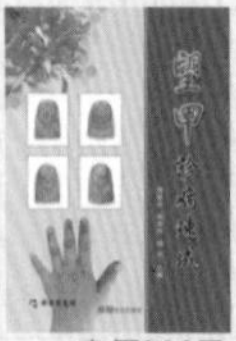

定價300元

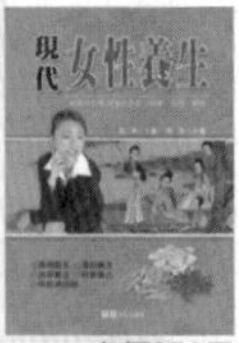

定價250元

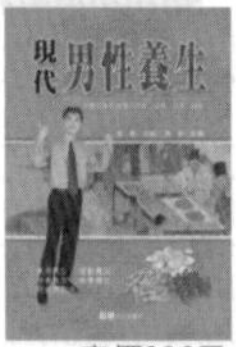

定價230元

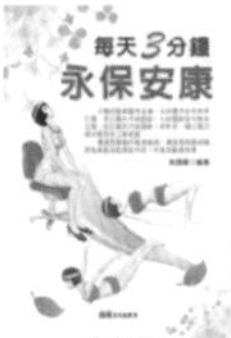

定價230元

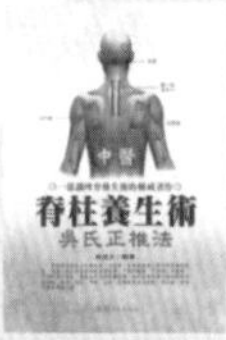

定價230元

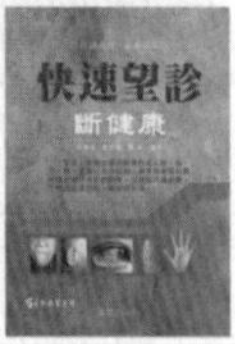

定價330元

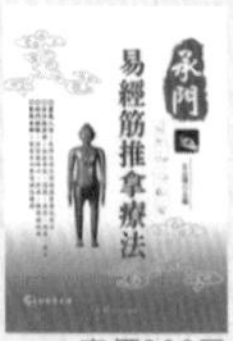

定價300元

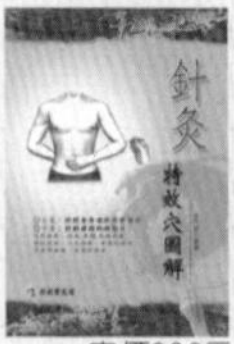

定價300元

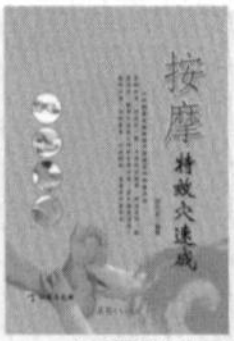

定價280元

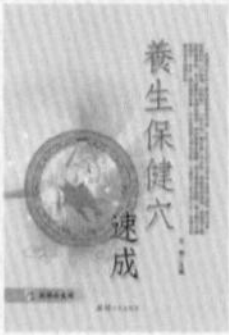

定價280元

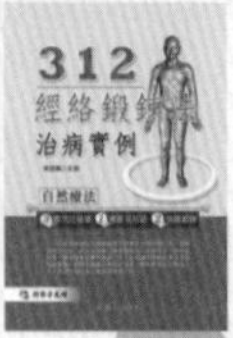

定價250元

老拳譜新編

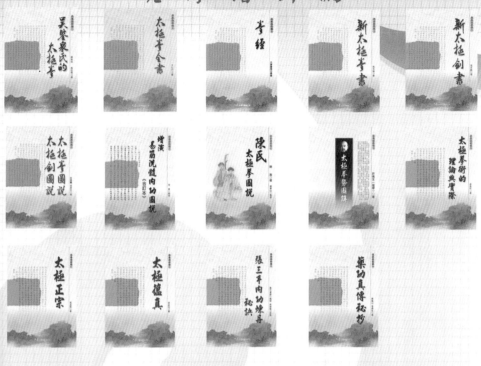

吳鑒泉氏的太極拳

太極拳全書

拳經

新太極拳書
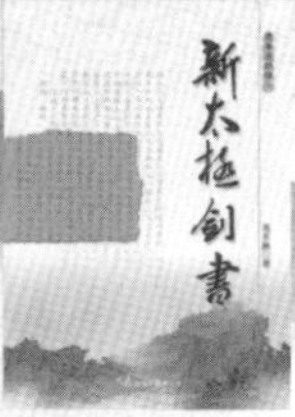
新太極劍書

太極拳圖說
太極劍圖說

增演易筋洗髓內功圖說
《合訂本》

陳氏太極拳圖說

太極拳勢圖解

太極拳術的理論與實際

太極正宗

太極蘊真

張三丰內功煉丹秘訣

藥功真傳秘抄

武學釋典

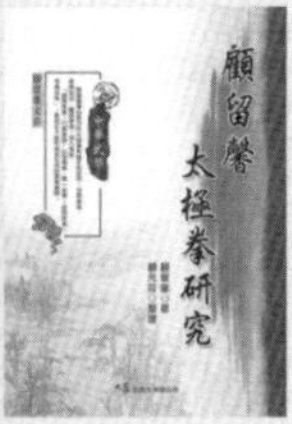
顧留馨
太極拳研究
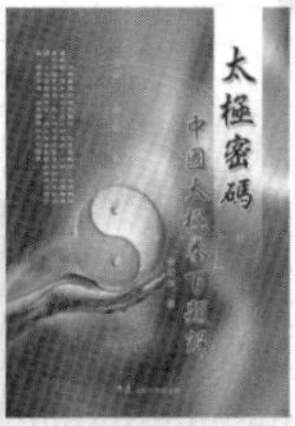
太極密碼
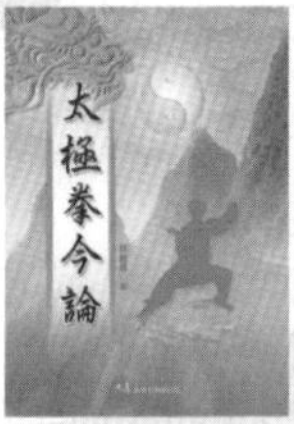
太極拳今論
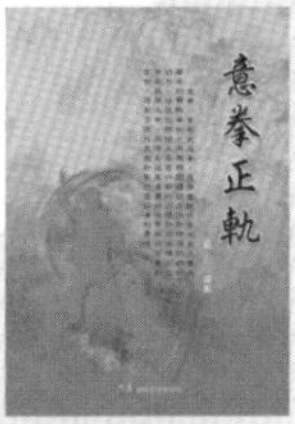
意拳正軌
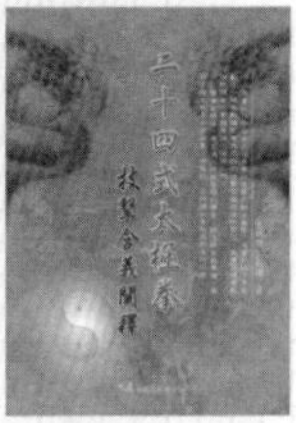
二十四式太極拳
技擊含義闡釋
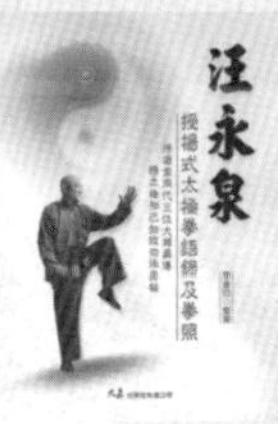
汪永泉
授楊式太極拳語錄及拳照
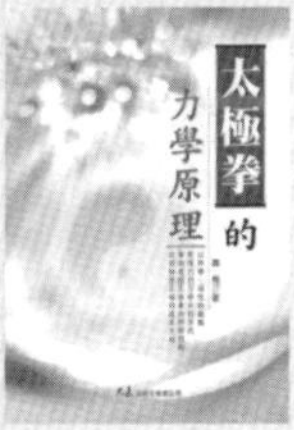
太極拳的力學原理
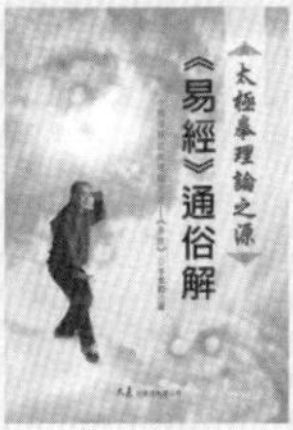
太極拳理論之源
《易經》通俗解
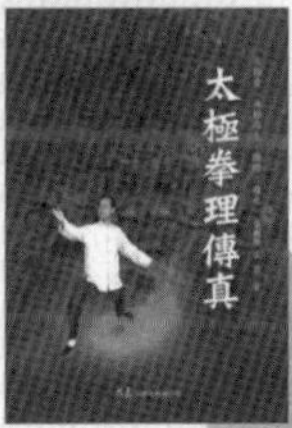
太極拳理傳真
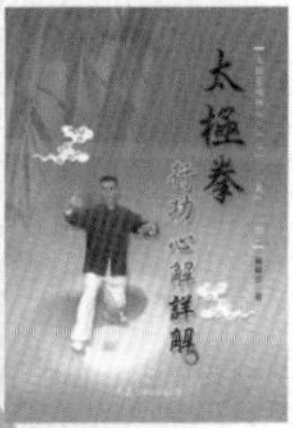
太極拳
行功心解詳解
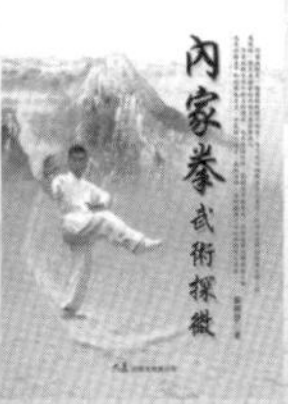
內家拳武術探微

太極武術教學光碟

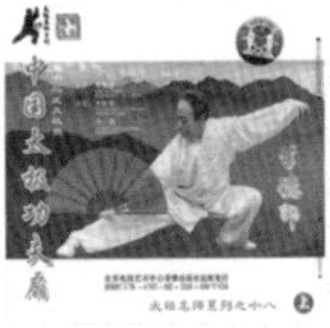

太極功夫扇
五十二式太極扇
演示：李德印 等
(2VCD)中國

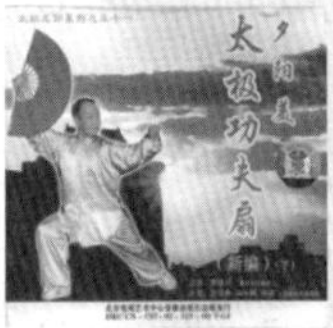

夕陽美太極功夫扇
五十六式太極扇
演示：李德印 等
(2VCD)中國

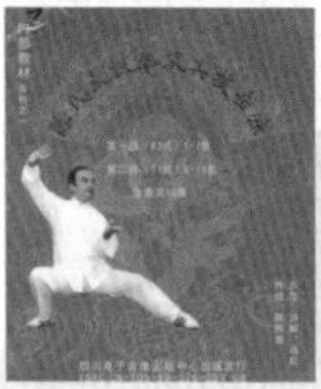
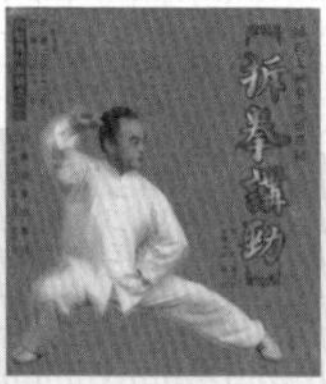
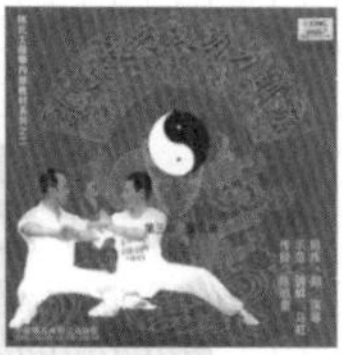

陳氏太極拳及其技擊法
演示：馬虹(10VCD)中國
陳氏太極拳勁道釋秘
拆拳講勁
演示：馬虹(8DVD)中國
推手技巧及功力訓練
演示：馬虹(4VCD)中國

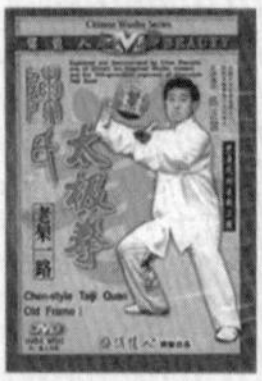
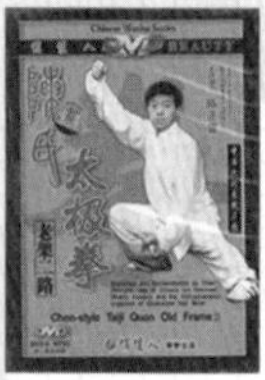
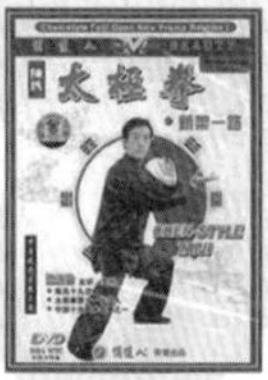
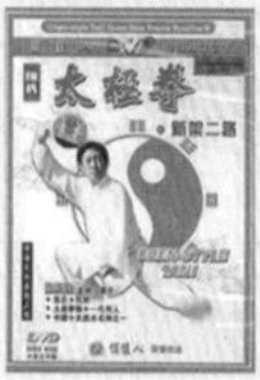
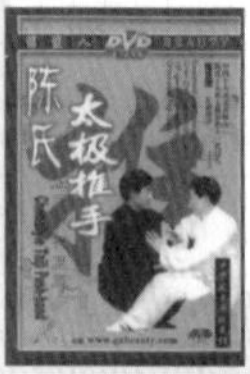
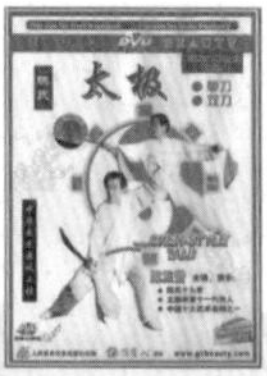

陳氏太極拳新架一路
演示：陳正雷(1DVD)中國
陳氏太極拳新架二路
演示：陳正雷(1DVD)中國
陳氏太極拳老架一路
演示：陳正雷(1DVD)中國
陳氏太極拳老架二路
演示：陳正雷(1DVD)中國
陳氏太極推手
演示：陳正雷(1DVD)中國
陳氏太極單刀・雙刀
演示：陳正雷(1DVD)中國

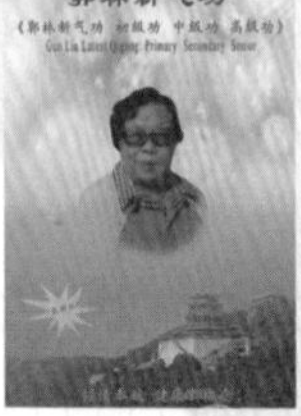

郭林新氣功
(8DVD)中國

本公司還有其他武術光碟
歡迎來電詢問或至網站查詢
電話：02-28236031
網址：www.dah-jaan.com.tw

原版教學光碟

歡迎至本公司購買書籍

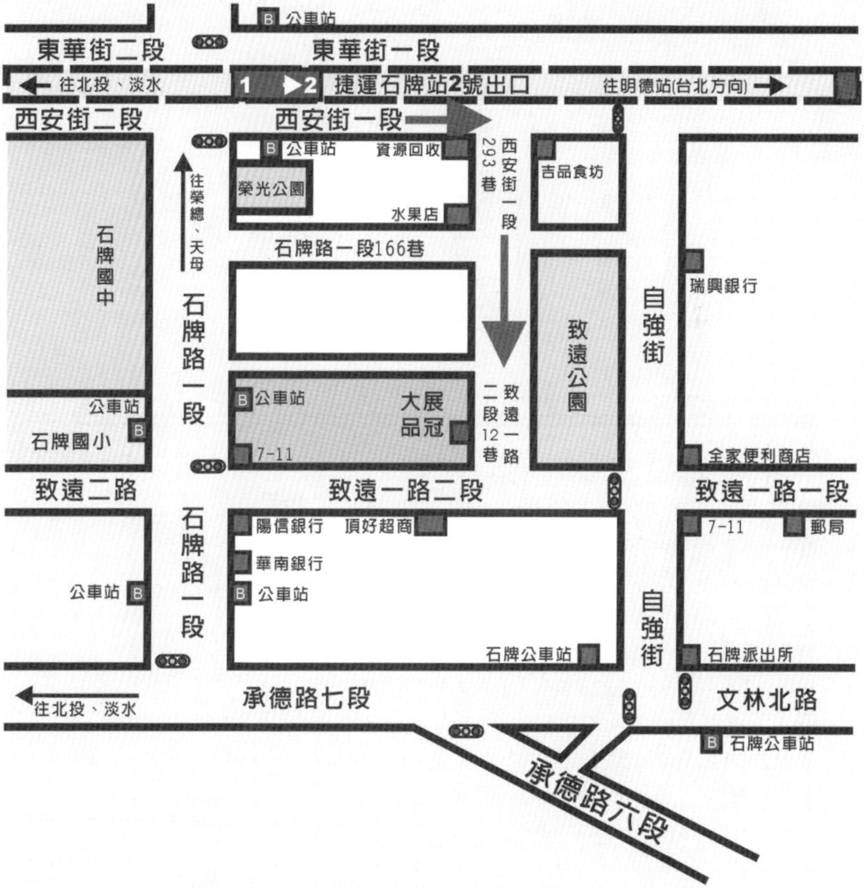

建議路線

1.搭乘捷運・公車

淡水線石牌站下車，由石牌捷運站2號出口出站(出站後靠右邊)，沿著捷運高架往台北方向走(往明德站方向)，其街名為西安街，約走100公尺(勿超過紅綠燈)，由西安街一段293巷進來(巷口有一公車站牌，站名為自強街口)，本公司位於致遠公園對面。搭公車者請於石牌站(石牌派出所)下車，走進自強街，遇致遠路口左轉，右手邊第一條巷子即為本社位置。

2.自行開車或騎車

由承德路接石牌路，看到陽信銀行右轉，此條即為致遠一路二段，在遇到自強街(紅綠燈)前的巷子(致遠公園)左轉，即可看到本公司招牌。

國家圖書館出版品預行編目資料

冠軍教您養生功　易筋經／董國興　甘泉　編著
——初版，——臺北市，大展，2017〔民106.01〕
面；21公分 ——（古代健身功法；7）
ISBN 978-986-346-142-5（平裝）
1.氣功　2.健康法
413.94　　105021084

冠軍教您養生功　易筋經

編　　著／董 國 興　甘 泉
責任編輯／何 宗 華
發 行 人／蔡 森 明
出 版 者／大展出版社有限公司
社　　址／台北市北投區（石牌）致遠一路2段12巷1號
電　　話／（02）28236031・28236033・28233123
傳　　真／（02）28272069
郵政劃撥／01669551
網　　址／www.dah-jaan.com.tw
E-mail／service@dah-jaan.com.tw
登 記 證／局版臺業字第2171號
承 印 者／傳興印刷有限公司
裝　　訂／眾友企業公司
排 版 者／弘益電腦排版有限公司
授 權 者／安徽科學技術出版社
初版1刷／2017年（民106年）1月

定 價／200元

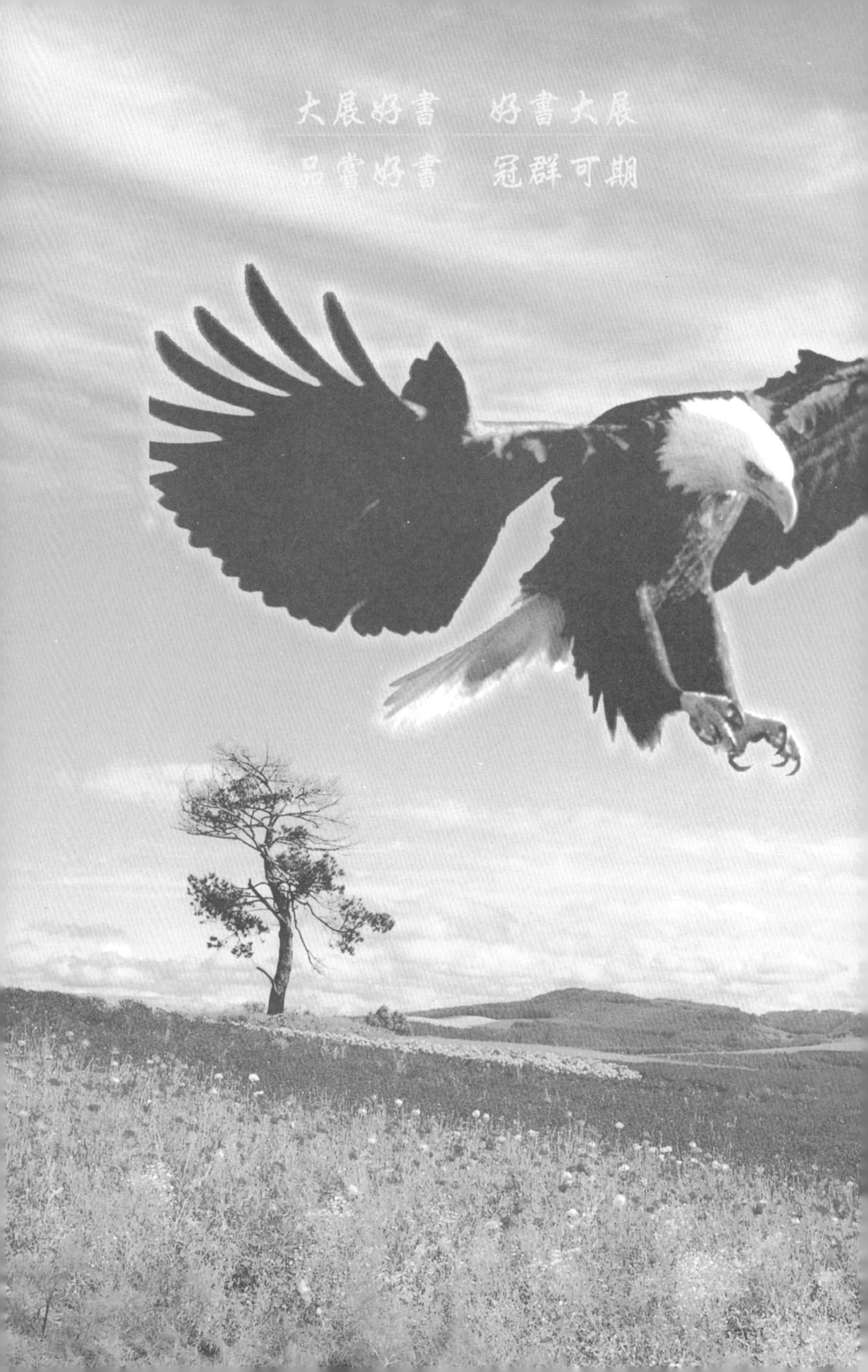
大展好書　好書大展
品嘗好書　冠群可期

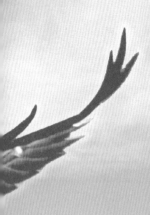

大展好書　好書大展
品嘗好書　冠群可期